Pocket Guide Beatmung

D1723355

EBOOK INSIDE

Die Zugangsinformationen zum eBook Inside finden
Sie am Ende des Buchs.

S2 im re Fuß => S2 medi?

Reinhard Larsen

Thomas Ziegenfuß

Pocket Guide Beatmung

3., aktualisierte Auflage

7¹⁵ Haus verlassen
7²² Bus 296
=> S 5 in Lichtenberg
Friedrichstr.
=> S1 nach Wannsee ca 7⁵⁵

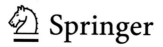 Springer

Reinhard Larsen
Homburg/Saar, Deutschland

Thomas Ziegenfuß
Moers, Deutschland

ISBN 978-3-662-59656-2   ISBN 978-3-662-59657-9   (eBook)
https://doi.org/10.1007/978-3-662-59657-9

Die Deutsche Nationalbibliothek verzeichnet diese Publikation in der
Deutschen National-bibliografie; detaillierte bibliografische Daten sind
im Internet über http://dnb.d-nb.de abrufbar.

Fotonachweis Umschlag: © KH Krauskopf

Springer ist ein Imprint der eingetragenen Gesellschaft Springer-Verlag
GmbH, DE und ist ein Teil von Springer Nature.
Die Anschrift der Gesellschaft ist: Heidelberger Platz 3, 14197 Berlin,
Germany

Vorwort

Für die Neuauflage wurden alle Kapitel durchgesehen und aktualisiert. Berücksichtigt wurden vor allem die Update-Versionen der Leitlinien von Fachgesellschaften und der Bundesärztekammer, neue, evidenzbasierte Metaanalysen von Therapiekonzepten sowie aktuelle Forschungsergebnisse, soweit sie für die Praxis am Krankenbett von Bedeutung sind. Die weiterführenden Literaturhinweise wurden ebenfalls auf den neuesten Stand gebracht und teilweise ergänzt.

Reinhard Larsen
Thomas Ziegenfuß
Homburg
im Juni 2019

Inhaltsverzeichnis

Respiratorische Insuffizienz

© Springer-Verlag GmbH Deutschland, ein Teil von
Springer Nature 2019
R. Larsen, T. Ziegenfuß, *Pocket Guide Beatmung*,
https://doi.org/10.1007/978-3-662-59657-9_1

1.1 Klassifizierung

Klinisch wird zwischen Störungen der Oxygenierung (= Aufnahme von O_2 in das Blut der Lungenkapillaren) und Störungen der Ventilation (= Belüftung der Lunge mit Frischgas und Ausatmung von CO_2) unterschieden:

- Oxygenierungsstörungen, auch als respiratorische Partialinsuffizienz bezeichnet, bewirken einen Abfall des arteriellen pO_2 bzw. eine Hypoxämie,
- Ventilationsstörungen führen (bei Raumluftatmung) zum Anstieg des arteriellen pCO_2 und sekundär zum Abfall des arteriellen pO_2, d. h. zur respiratorischen Globalinsuffizienz.

Die respiratorische Insuffizienz wird auch in folgender Weise klassifiziert:

- **Typ I**: Oxygenierungsversagen (pulmonales Parenchymversagen): Störungen des Belüftungs-Durchblutungs-Verhältnisses (Anstieg oder Abnahme von $\dot{V}_A/\dot{Q}$) und/oder Shunt führen zum Abfall des p_aO_2 (<60 mm Hg); der p_aCO_2 ist normal oder erniedrigt (kompensatorische Hyperventilation); der alveoloarterielle O_2-Partialdruckgradient,

▣ **Tab. 1.1** Klassifizierung der respiratorischen Insuffizienz nach den arteriellen Blutgasen			
	p_aO_2	p_aCO_2	$p_AO_2 - p_aO_2$
Typ I: Oxygenierungsversagen	↓	↓ (n)	↑
Typ II: Ventilationsversagen	↓	↑	
Typ III: Kombiniertes Versagen	↓	↑	↑

die venöse Beimischung und der Totraumanteil des Atemzugvolumens sind erhöht.

— **Typ II:** Ventilationsversagen (pulmonales Pumpversagen, hyperkapnisches Atemversagen): Es besteht eine alveoläre Hypoventilation; der p_aCO_2 ist erhöht (>50 mm Hg, pH-Wert <7,3), der p_aO_2 (bei Atmung von Raumluft) erniedrigt; der alveoloarterielle O_2-Partialdruckgradient bleibt hingegen unverändert.

— **Typ III:** Kombination von Oxygenierungs- und Ventilationsversagen, d. h., es besteht ein niedriger p_aO_2 und ein erhöhter p_aCO_2 (Hypoxie und Hyperkapnie), der alveoloarterielle pO_2-Gradient ist erhöht, ebenso die venöse Beimischung und der Totraumanteil des Atemzugvolumens.

Welche Art von Störung vorliegt, kann durch die arterielle Blutgasanalyse festgestellt werden (▣ Tab. 1.1).

1.2 Störungen der Ventilation

Eine alveoläre Hypoventilation, auch als ventilatorisches Pumpversagen bezeichnet, entsteht durch eine Schwäche der Atemmuskulatur oder eine Überlastung der Atempumpe durch erhöhte Atemlast. Sie führt zum Anstieg des p_aCO_2 und nachfolgend zum Abfall des p_aO_2. Bei einem Austauschverhältnis beider Gase von 1 fällt der p_aO_2 pro mm Hg p_aCO_2-Anstieg um 1 mm Hg (133,3 Pa) ab.

> ❱ **Hyperkapnie und Hypoxämie sind die Kennzeichen der alveolären Hypoventilation.**

Eine Hypoxämie durch Hypoventilation tritt nur bei Atmung von Raumluft auf; wird Sauerstoff zugeführt, kann der p_aO_2 trotz Hyperkapnie normal oder sogar erhöht sein.

1.2.1 Störungen, die zur alveolären Hypoventilation führen können

— Dämpfung der Atemregulationszentren bzw. des Atemantriebs:
  — Medikamente: Opioide, Barbiturate, Tranquilizer
  — Zerebrale Schädigung: Schädel-Hirn-Trauma, Hirninfarkt, Blutung, Tumor, zentrales Schlafapnoesyndrom
— Neuromuskuläre Störungen und Muskelerkrankungen bzw. Funktionsstörungen:
  — Medikamentös: Muskelrelaxanzien, Streptomycin, Polymycin, Kanamycin, Neomycin
  — Hohe Querschnittlähmung, Poliomyelitis, Guillain-Barré-Syndrom, Landry-Paralyse, multiple Sklerose, Botulismus, Myasthenia gravis, Muskeldystrophie, Ermüdung der Atemmuskulatur

1.2.2 Restriktive und obstruktive Ventilationsstörungen

— Restriktive Ventilationsstörungen (erniedrigte Compliance, erhöhte Atemarbeit):
  — Störungen der Lungenausdehnung: Pneumothorax, Hämatothorax, Pleuraerguss, interstitielle Fibrose
  — Einschränkung der Thoraxbeweglichkeit: Kyphoskoliose
  — eingeschränkte Zwerchfellbeweglichkeit, z. B. bei Peritonitis, Ileus, extremer Adipositas, Oberbaucheingriffen
— Obstruktive Ventilationsstörungen:
  — Asthma, Bronchitis, Emphysem, Verlegung der Atemwege

1.3 Störungen des Belüftungs-Durchblutungs-Verhältnisses

Das Ventilations-Perfusions-Verhältnis ($\dot{V}_A/\dot{Q}$) beschreibt die Beziehung zwischen alveolärer Ventilation und Durchblutung der Lungenkapillaren. In Ruhe beträgt $\dot{V}_A/\dot{Q}$ 0,8 bei diesem Wert sind Belüftung und Durchblutung der Lunge optimal aufeinander abgestimmt. Störungen des Ventilations-Perfusions-Verhältnisses, d. h. erhöhte oder erniedrigte Ventilations-Perfusions-Verhältnisse, wirken sich funktionell als Zunahme des alveolären Totraums oder als intrapulmonaler Rechts-links-Shunt oder als Kombination beider Faktoren aus (◼ Abb. 1.1).

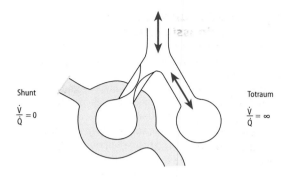

○ Abb. 1.1   Totraum und Shunt, die Extreme des Ventilations-Perfusions-Verhältnisses

1.4 Venöse Beimischung oder Shunt

Werden Alveolen nicht belüftet, aber noch durchblutet, wird das Blut in dieser Region nicht oxygeniert. Es vermischt sich als weiterhin venöses Blut mit dem oxygenierten Blut anderer Regionen und setzt dessen O_2-Gehalt herab – sog. venöse Beimischung oder intrapulmonaler Rechts-links-Shunt. Die Elimination von CO_2 wird durch den Shunt nicht beeinträchtigt, da andere Alveolarbereiche kompensatorisch hyperventiliert werden. Betroffen ist somit nur die Oxygenierung. Klinisch ist Folgendes wichtig:

❯ Eine Erhöhung der inspiratorischen O_2-Konzentration hat keinen wesentlichen Einfluss auf den Rechts-links-Shunt und bewirkt daher auch keinen Anstieg des p_aO_2.

■ **Auswirkungen**

— Durch den intrapulmonalen Shunt wird der Gasaustausch beeinträchtigt. Bei hohem Rechts-links-Shunt fällt der p_aO_2 ab.

— Der p_aCO_2 wird durch den Shunt wegen des Verlaufs der CO_2-Bindungskurve nur wenig verändert. Meist fällt er aufgrund der kompensatorischen Hyperventilation sogar ab. Eine Hyperkapnie beruht daher nur selten auf einem intrapulmonalen Rechts-links-Shunt!

— Steigt das Herzzeitvolumen an, nimmt in der Regel auch der Shunt zu. Fällt das Herzzeitvolumen ab, nimmt auch der Shunt meist ab, der p_aO_2 ändert sich nur geringfügig.

■ **Ursachen eines intrapulmonalen Rechts-links-Shunts**

— Funktioneller Rechts-links-Shunt:
    — Atelektasen
    — ARDS („acute respiratory distress syndrome")
    — Pneumothorax
    — Hämatothorax
    — Pleuraerguss
    — Lungenödem
    — Pneumonie

— Anatomischer Rechts-links-Shunt:
    — Normaler Shunt über bronchiale, pleurale und thebesische Venen
    — Pathologischer Shunt über arteriovenöse Fistel
    — Intrakardialer Shunt

1.4.1 Gesteigerte alveoläre Totraumventilation

Werden Alveolen nicht mehr durchblutet, aber weiter belüftet ($\dot{V}_A/\dot{Q} = \infty$), so findet im betroffenen Bereich (= physiologischer Totraum) kein Gasaustausch statt (◨ Abb. 1.2): Der arterielle CO_2 steigt an, der arterielle pO_2 bleibt aber

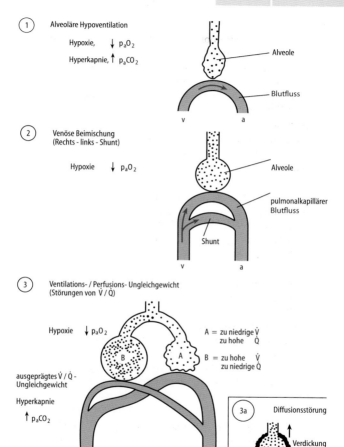

① Alveoläre Hypoventilation

Hypoxie, ↓ p_aO_2

Hyperkapnie, ↑ p_aCO_2

— Alveole

— Blutfluss

v   a

**② Venöse Beimischung
(Rechts - links - Shunt)**

Hypoxie ↓ p_aO_2

— Alveole

— pulmonalkapillärer Blutfluss

Shunt

v   a

**③ Ventilations- / Perfusions- Ungleichgewicht
(Störungen von V̇ / Q̇)**

Hypoxie ↓ p_aO_2

A = zu niedrige V̇
    zu hohe Q̇

B = zu hohe V̇
    zu niedrige Q̇

ausgeprägtes V̇ / Q̇ - Ungleichgewicht

Hyperkapnie

↑ p_aCO_2

v   a

③a Diffusionsstörung

Verdickung der Membran

v   a

▪ **Abb. 1.2**   Ursachen der arteriellen Hypoxie

unverändert, weil die Oxygenierung kompensatorisch über die nicht betroffenen Alveolareinheiten erfolgt. Allerdings führt eine vermehrte alveoläre Totraumventilation nur selten zu einer respiratorischen Insuffizienz bzw. Hyperkapnie, da in der Regel kompensatorisch das Atemminutenvolumen gesteigert und hierdurch die CO_2-Elimination aufrechterhalten wird.

> ❯ Eine Zunahme des arterioendexspiratorischen pCO_2-Gradienten um mehr als 15 mm Hg weist auf eine gesteigerte alveoläre Totraumventilation hin.

Eine gesteigerte alveoläre Totraumventilation findet sich v. a. bei der Lungenembolie, weiterhin bei pulmonaler Hypertension.

1.4.2 Ventilatorische Verteilungsstörungen

Nimmt regional der Atemwegswiderstand (Resistance) zu oder die Dehnbarkeit der Lunge (Compliance) ab, so treten Verteilungsstörungen der Ventilation auf, die sich ungünstig auf den O_2-Austausch in der Lunge auswirken und eine Hypoxämie hervorrufen. Klinisch sind v. a. die obstruktiven ventilatorischen Verteilungsstörungen von Bedeutung.

Eine ventilatorische Verteilungsstörung beeinträchtigt die Oxygenierung und führt zur Hypoxämie, es sei denn, andere Bezirke werden kompensatorisch hyperventiliert oder die Durchblutung der ungenügend ventilierten Bezirke entsprechend gedrosselt. Eine Hyperkapnie tritt nicht in jedem Fall auf. Die Oxygenierungsstörung kann durch Erhöhung der inspiratorischen O_2-Konzentration bzw. des pO_2 im betroffenen Alveolargebiet kompensiert werden.

1.5 Diffusionsstörungen

Diffusionsstörungen der Atemgase im eigentlichen Sinn beruhen auf einer Verlängerung der Diffusionsstrecke zwischen Alveolen und Erythrozyten. Betroffen ist praktisch nur der Sauerstoff bzw. die Oxygenierung, während die Diffusion von CO_2 selbst bei schweren Schädigungen der Lunge nicht beeinträchtigt wird. Diffusionsstörungen können durch folgende Veränderungen entstehen:

- Verdickung der Alveolarwand
- Verdickung der Kapillarwand
- Verlängerung der Strecke zwischen beiden Membranen

Störungen der Diffusion führen zur Abnahme der Diffusionskapazität. Zu den Diffusionsstörungen im erweiterten Sinn werden häufig auch andere Mechanismen gerechnet, die mit einer Einschränkung der Diffusionskapazität einhergehen:

- Verkleinerung der Diffusionsfläche durch Abnahme des Alveolarraums oder der Kapillaren
- Verkürzung der kapillären Transitzeit bzw. Kontaktzeit (normal 0,8 s)
- Veränderungen des Lungenkapillarblutes

❯❯ Eine echte Diffusionsstörung beeinträchtigt nur selten oder nie den Transport von Sauerstoff aus den Alveolen in die Lungenkapillaren.

Fast immer liegen der Hypoxämie andere Ursachen zugrunde, z. B. ventilatorische Verteilungsstörungen oder ein intrapulmonaler Shunt. In der Intensivmedizin spielen Diffusionsstörungen keine wesentliche Rolle.

1.6 Veränderungen der funktionellen Residualkapazität

Die funktionelle Residualkapazität (FRC) ist das Ruhevolumen der Lunge am Ende einer normalen Exspiration, also die Summe aus Residualvolumen und exspiratorischem Reservevolumen. Sie wirkt als Puffer gegen stärkere Schwankungen der alveolären und arteriellen O_2- und CO_2-Partialdrücke während des Atemzyklus.

- Bei zu niedriger FRC kollabieren die Alveolen und werden nicht mehr ventiliert, aber noch durchblutet.
- Bei zu hoher FRC werden die Alveolen überdehnt und dadurch die Lungenkapillaren komprimiert. Der pulmonale Gefäßwiderstand steigt an.

1.6.1 Abnahme der FRC

> Die Abnahme der FRC gehört zu den häufigsten pulmonalen Störungen beim Intensivpatienten.

Die wichtigsten Ursachen für die Abnahme der FRC sind folgende:

- Alveolarkollaps
- Atelektasen
- Pneumonitis und Zunahme des Lungenwassers

Eine erniedrigte FRC muss normalisiert werden, um den pulmonalen Gasaustausch zu verbessern. Zu den wichtigsten symptomatischen Maßnahmen gehören:

- PEEP („positive end-expiratory pressure") beim beatmeten Patienten
- CPAP („continuous positive airway pressure") beim Patienten mit erhaltener Spontanatmung

1.6.2 Zunahme der FRC

Bei chronisch obstruktiver Lungenkrankheit (COPD) und Asthma ist die FRC typischerweise erhöht: Durch den bei diesen Erkrankungen erhöhten Atemwegswiderstand tritt ein „air trapping" mit Überdehnung der Alveolen auf. Hierdurch werden die interstitiellen Gefäße komprimiert und das Blut in andere Lungenregionen umgeleitet. Die alveoläre Totraumventilation nimmt zu. Die Compliance ist vermindert, der pulmonale Gefäßwiderstand erhöht, die Atemarbeit gesteigert.

1.7 Veränderungen der Lungendehnbarkeit (Compliance)

Pathologische Veränderungen des Lungenparenchyms oder Störungen der Surfactantfunktion setzen die Dehnbarkeit der Lunge herab.

Wichtige Ursachen für eine Abnahme der Compliance sind folgende:

- ARDS
- Pneumonien
- Lungenfibrosen
- Lungenödem
- Aspiration
- Zwerchfellhochstand
- Pneumothorax, Hämatothorax, Pleuraerguss

Ist die Dehnbarkeit der Lunge vermindert, muss die Atemarbeit gesteigert werden, um eine ausreichende alveoläre Ventilation aufrechtzuerhalten. Hierdurch kann es zur Dyspnoe, aber auch zur Ermüdung der Atemmuskulatur bis hin zum Versagen kommen.

Klinisch ist die verminderte Compliance häufig am Atemtyp erkennbar:

❯ Patienten mit erniedrigter Compliance atmen flach und schnell, da tiefe Atemzüge mehr Atemarbeit erfordern.

1.8 Erhöhter Atemwegswiderstand (Resistance)

Bei folgenden Erkrankungen ist der Atemwegswiderstand erhöht:
- Asthmaanfall
- COPD
- Funktionelle Stenose der Atemwege, z. B. durch Endotrachealtubus, Trachealkanüle

Ist der Atemwegswiderstand erhöht, und kann deswegen die Ausatmung nicht innerhalb von 3 s erfolgen, bleibt ein Teil des eingeatmeten Volumens in der Lunge zurück, und die funktionelle Residualkapazität nimmt zu. Um eine ausreichende alveoläre Ventilation aufrechtzuerhalten, muss der Patient aktiv ausatmen. Patienten mit Atemwegsobstruktion atmen meist **langsam,** denn bei hoher Atemstromgeschwindigkeit nimmt der Widerstand zu.

1.9 Ermüdung der Atemmuskulatur, „respiratory muscle fatigue"

Bei Patienten mit COPD ist die inspiratorische Atemarbeit erhöht und gleichzeitig die Funktion des Zwerchfells eingeschränkt. Die Ermüdung der Atemmuskulatur spielt eine wesentliche Rolle bei der Entwicklung einer respiratorischen Insuffizienz mit Hyperkapnie, d. h. eines akuten **Pumpversagens.**

Folgende Faktoren können bei diesen Patienten zur Ermüdung der Atemmuskulatur führen:

- Ventilationsstörungen
- Überblähung der Lunge mit Abflachung des Zwerchfells bzw. Verkürzung seiner Muskelfasern und dadurch Einschränkung der Maximalkraft
- Ungenügende Energiezufuhr (durch Hypoxämie, erniedrigtes Herzzeitvolumen) an die Atemmuskulatur

1.9.1 Erhöhtes Lungenwasser

Veränderungen der transkapillären Druckgradienten oder der Kapillarpermeabilität können eine Zunahme des Lungenwassers hervorrufen.

Hochdrucködem Diese Form des Ödems entsteht durch einen Anstieg des hydrostatischen Drucks im Gefäßsystem. Durch den erhöhten Druck wird die Flüssigkeit aus dem Gefäßsystem in das Interstitium gepresst. Wichtigste Ursachen für ein Hochdrucködem sind folgende:

- Hypervolämie
- Linksherzinsuffizienz
- Lungenödem in großer Höhe
- Lungenödem durch Atemwegsobstruktion

Permeabilitätsödem Dieser Ödemform liegt eine Schädigung der Kapillarmembran zugrunde. Hierdurch nimmt die Permeabilität zu, sodass selbst bei normalem hydrostatischem Druck in den Kapillaren Flüssigkeit durch die Membran austreten und sich im Interstitium ansammeln kann, sobald die pulmonale Drainagekapazität überschritten ist. Zu den häufigen **Ursachen** eines Permeabilitätsödems gehören folgende:

- Inhalation von Toxinen
- Aspiration von Magensäure

- Pneumonitis
- allergische Reaktionen
- Schock, Sepsis
- humorale Mediatoren
- Pankreatitis
- Heroinintoxikation

Durch die interstitielle Ansammlung von Flüssigkeit wird die Lunge steifer. Gelangt die Flüssigkeit in die Alveolen, wird der pulmonale Gasaustausch beeinträchtigt. Dies erfolgt nicht durch Störungen der Diffusion, sondern durch eine **Zunahme der Shuntdurchblutung.** Wegen der entstehenden Dystelektasen nimmt die Steifigkeit der Lunge weiter zu.

1.10 Störungen des Lungenkreislaufs

Cor pulmonale   Zu den intensivmedizinisch wichtigsten Störungen des Lungenkreislaufs gehören das Lungenödem sowie das akute und chronische Cor pulmonale. Das **akute Cor pulmonale** ist definiert als akuter Anstieg des systolischen Drucks in der A. pulmonalis auf mehr als 30 mm Hg oder des Mitteldrucks auf mehr als 20 mm Hg. Häufigste Ursache ist die akute Lungenembolie, meist hervorgerufen durch eine tiefe Beinvenenthrombose. Seltene Ursachen sind: Fettembolie, Fruchtwasserembolie, Druckerhöhung im Lungenkreislauf durch Spannungspneumothorax, Status asthmaticus, schwere Hypoxie. Das **chronische Cor pulmonale** ist eine Kombination aus Hypertrophie und Dilatation des rechten Ventrikels, hervorgerufen durch eine chronische pulmonale Hypertonie (pulmonaler Mitteldruck in Ruhe >25 mm Hg oder bei Belastung >30 mm Hg). Zahlreiche Krankheiten können zum Cor pulmonale führen.

Weiterführende Literatur

Bösch D, Criee CP (2013) Lungenfunktionsprüfung: Durchführung, Interpretation, Befundung, 3. Aufl. Springer, Berlin

Lumb AB (2016) Nunn's applied respiratory physiology, 8. Aufl. Butterworth-Heinemann, Oxford

Beatmungsformen

© Springer-Verlag GmbH Deutschland, ein Teil von
Springer Nature 2019
R. Larsen, T. Ziegenfuß, *Pocket Guide Beatmung*,
https://doi.org/10.1007/978-3-662-59657-9_2

2.1 Beatmungszyklus

Die Beatmung des Intensivpatienten erfolgt durch **Überdruck:**
Bei der Inspiration wird das Atemgas (Atemhubvolumen) vom
Respirator mit Überdruck in die Lungen geleitet (Abb. 2.1).
Die Ausatmung erfolgt dagegen passiv durch die Rückstellkräfte
von Lunge und Thorax.

Bei Spontanatmung wird während der Inspiration ein
Unterdruck erzeugt und die Luft in die Lungen gesaugt. Die
Exspiration erfolgt ebenfalls passiv (Abb. 2.1).

Der Ablauf eines Beatmungszyklus ist schematisch in
 Abb. 2.2 dargestellt.

2.2 Unterscheidung von Beatmungsformen

Die Beatmungsform gibt an, welchen Anteil der Atemarbeit das
Beatmungsgerät jeweils übernimmt und ob der Patient mit dem
Gerät interagiert. Entsprechend werden folgende Beatmungs-
formen unterschieden:

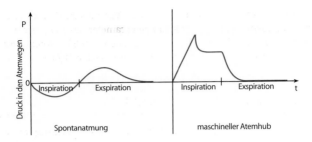

◻ Abb. 2.1   Druckverlauf in den Atemwegen bei Spontanatmung und bei maschineller Beatmung

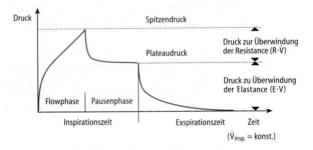

◻ Abb. 2.2   Terminologie der Phasen des Beatmungszyklus

- **Kontrolliert oder mandatorisch** (= erzwungen): Das Beatmungsgerät übernimmt die gesamte Atemarbeit.
- **Unterstützt** (augmentiert, assistiert): Das Beatmungsgerät übernimmt nur einen Teil der Atemarbeit, der restliche Anteil wird vom Patienten aufgebracht.
- **Spontan:** Die Atemarbeit wird nahezu vollständig von der Atemmuskulatur des Patienten aufgebracht.

Beatmungsmuster Es beschreibt den Verlauf von Druck, Volumen und Flow und umfasst folgende Parameter: Inspirationsdruck oder Atemhubvolumen, Beatmungsfrequenz, PEEP, Atemzeitverhältnis (I:E) und inspiratorische O_2-Konzentration (F_iO_2).

2.2.1 Auslösung der Inspiration

Inspirationsbeginn („Triggerung" der Inspiration) Die Inspiration kann durch das Beatmungsgerät oder durch den Patienten ausgelöst werden:

- **Maschinentriggerung:** Nach Ablauf einer bestimmten Zeit wird die Exspiration beendet, und die Inspiration beginnt (Zeittriggerung). Der Patient hat keinen Einfluss auf den Inspirationsbeginn.
- **Patiententriggerung:** Das Gerät registriert Inspirationsbewegungen des Patienten, durch die dann die maschinelle Inspiration ausgelöst wird. Eine Patiententriggerung ist also nur bei erhaltener Spontanatemaktivität möglich. Die Flowtriggerung gilt als beste Art der Triggerung.

2.2.2 Durchführung der Inspiration: VCV und PCV

Kontrollvariable Es gibt im Wesentlichen 2 mögliche Variablen, die das Atemgerät während der Inspiration kontrolliert: das Volumen oder den Druck (niemals beides zugleich!). Ein maschineller Atemhub wird somit entweder volumenkontrolliert oder druckkontrolliert verabreicht.

Volumenkontrollierte (volumenregulierte) Beatmung, „volu-me-controlled ventilation", VCV Das Beatmungsgerät erzeugt so lange einen voreingestellten (konstanten) Flow, bis ein vor-gewähltes Atemhubvolumen erreicht ist (◼ Abb. 2.3). Daraus resultiert – abhängig von der Resistance und Compliance – ein bestimmter **Atemwegsdruck.**

Druckkontrollierte (druckregulierte) Beatmung, „pressure-controlled ventilation", PCV Das Beatmungsgerät erzeugt einen Überdruck bis zu einer voreingestellten Höhe (p_{max}; ◼ Abb. 2.4). Dadurch wird der transpulmonale Druck erhöht, und das Atem-gas strömt entlang des Druckgradienten in die Lunge. Dabei wer-den – abhängig von Resistance und Compliance – ein bestimmter Flow und ein bestimmtes Hubvolumen erzeugt. Der bei PCV erzeugte Flow ist immer dezelerierend (abnehmend).

Flow- und No-Flow-Phase Die Inspiration kann in eine Phase mit und in eine Phase ohne Flow unterteilt werden (◼ Abb. 2.2):
- **Flowphase:** Während der Flowphase strömt das Volumen mit der vom Gerät erzeugten Geschwindigkeit – entsprechend dem transpulmonalen Druckgradienten – in die Lunge ein.

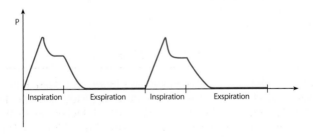

◼ **Abb. 2.3** Druckverlauf bei volumenkontrollierter Beatmung. Nach Erreichen der voreingestellten Inspirationszeit schaltet das Gerät auf Exspiration um

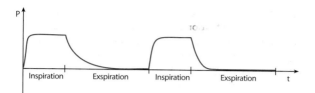

◻ Abb. 2.4 Druckverlauf bei druckkontrollierter Beatmung.
Bei Erreichen des vorgewählten Drucks wird dieser bis zum Ende
der Inspiration konstant gehalten. Nach Ablauf der eingestellten
Inspirationszeit schaltet das Gerät von In- auf Exspiration um

— **No-flow-Phase (Plateauphase):** In der Plateauphase, die noch
zur Inspiration gehört, entsteht eine inspiratorische Pause,
in der es zum Druckausgleich zwischen Beatmungsgerät
und den Atemwegen sowie zur Umverteilung des Atemhubvolumens in der Lunge kommt. Dabei bildet sich ein
inspiratorischer Plateaudruck aus, der sog. „endinspiratory
pressure" (EIP).

Im Gegensatz zur Flowphase ist die Phase der inspiratorischen
Pause nicht obligat, d. h., es gibt Beatmungsmuster mit und
ohne inspiratorische Pause.

2.2.3 Beendigung der Inspiration

Zyklusvariable Die Inspiration kann durch das Beatmungsgerät beendet werden (Maschinensteuerung) oder aber durch
den Patienten (Patientensteuerung). Die Zyklusvariable gibt
an, wodurch die Inspiration beendet wird. Die Zyklusvariablen
sind entweder Zeit, Flow oder (heute unüblich) Druck oder
Volumen.

Maschinensteuerung   Die Inspiration endet nach Ablauf einer bestimmten, durch den Patienten nicht beeinflussbaren Zeit (= Zeitsteuerung).

Patientensteuerung   Hierbei beendet der Patient, flowgesteuert, die Inspiration.

2.3   Atemtypen

Unterschieden werden 2 Atemtypen: der mandatorische und der spontane Atemtyp, weiterhin 2 Arten der Verabreichung des Atemhubs: druck- oder volumenkontrolliert. Diese Parameter können zu unterschiedlichen Beatmungsformen kombiniert werden.

2.3.1   Mandatorischer Atemtyp

> **❯** Beim mandatorischen Atemtyp wird die Inspiration vom Respirator ausgelöst und/oder durch den Respirator beendet (engl. „mandatory": erzwungen).

Zeigt der Patient keine Eigenatemaktivität, wird die Inspiration – zeitgesteuert – durch das Beatmungsgerät begonnen und auch beendet. Ist Eigenatmung vorhanden, kann der Patient – bei entsprechender Einstellung des Gerätes – einen maschinellen Atemhub auslösen (triggern). Der ausgelöste Atemhub wird dem Patienten dann vom Gerät aufgezwungen und auch – zeitgesteuert – beendet.

2.3.2 **Spontaner Atemtyp**

> ❯ Beim spontanen Atemtyp bestimmt der Patient Beginn und Ende der Inspiration.

Hierbei wird die Inspiration vom Patienten getriggert **und** beendet. Wenn der Patient einatmet, wird die Inspiration entweder durch das Beatmungsgerät unterstützt (sog. augmentierende Beatmung wie PSV, „pressure support ventilation"), oder aber der Patient atmet ohne maschinelle Unterstützung, vollkommen selbstständig, spontan (wie bei „continuous positive airway pressure", CPAP).

2.4 **Grundformen der Beatmung**

Zusammenfassend kann einerseits unterschieden werden zwischen 2 Atemtypen (mandatorisch und spontan; ◘ Tab. 2.1) und andererseits zwischen 2 Kontrollvariablen, mit denen die Atemhübe verabreicht werden (Volumen und Druck). Aus den 2 Atemtypen lassen sich 3 verschiedene Beatmungsformen kombinieren, die durch die unterschiedlichen Kontrollvariablen weiter spezifiziert werden können und die dann die prinzipiellen Komponenten praktisch aller verfügbaren Atemmodi darstellen (◘ Tab. 2.2):

◘ **Tab. 2.1** Vereinfachte Klassifikation der Atemtypen. (Nach Chatburn 2007)

Atemtyp	Beginn der Inspiration	Beendigung der Inspiration
Mandatorisch	Maschine oder Patient	Maschine
Spontan	Patient	Patient

■ Tab. 2.2 Grundformen der Beatmung. (Nach Chatburn 2007)		
Atemmodus	**Atemtypen**	**Durchführung der Inspiration**
CMV	Mandatorisch (erzwungen)	Volumenkontrolliert (VCV) oder druckkontrolliert (PCV)
SIMV	Mandatorisch (erzwungen) und spontan	Volumenkontrolliert (VCV) oder druckkontrolliert (PCV)
CSV	Spontan	Druckkontrolliert

— **Rein mandatorische Beatmungsformen** („continuous mandatory ventilation", CMV),entweder volumenkontrolliert (VC-CMV) oder druckkontrolliert (PC-CMV).

— **Synchronisierte intermittierend-mandatorische Formen** („synchronized intermittent mandatory ventilation", synchronisierte IMV, SIMV): Abfolge mandatorischer und spontaner Atemtypen. Die mandatorische Komponente kann druck- oder volumenkontrolliert sein.

— **Reine Spontanatmungsformen** („continuous spontaneous ventilation", CSV). Sie werden entweder vom Patienten vollkommen selbstständig durchgeführt oder vom Respirator mit Druck unterstützt („pressure support").

Alle weiteren Beatmungsformen setzen sich aus diesen Grundformen der Beatmung zusammen.

2.4.1 Terminologische Erläuterungen zu VCV und PCV

Druckkontrollierte Beatmung, PCV („= pressure controlled ventilation")   Die Kontrollvariable (Zielgröße) ist der Druck (☐ Abb. 2.4). Das Beatmungsgerät erzeugt einen Überdruck bis zu einer voreingestellten Höhe (p_{max}). Dadurch wird der transpulmonale Druck erhöht, und das Atemgas strömt entlang des Druckgradienten in die Lunge.. Der Gasflow ist in der Regel dezelerierend.

Druckbegrenzte Beatmung („pressure limited ventilation")   Dieser Begriff kann zwei Bedeutungen haben: Er wird oft synonym mit dem Begriff „druckkontrollierte Beatmung" verwendet. Er bezeichnet aber auch volumenkontrolliert begonnene Atemhübe, die bei Erreichen einer oberen Druckbegrenzung druckkontrolliert weitergeführt werden: Die inspiratorische Druckspitze wird dadurch gewissermaßen „gekappt".

Druckgesteuerte Beatmung („pressure cycled ventilation")   Fälschlicherweise wird dieser Begriff oft ebenfalls gleichbedeutend mit dem Begriff „druckkontrollierte Beatmung" verwendet. Tatsächlich handelt es sich jedoch um eine alte, heute nicht mehr übliche Beatmungsform, bei der der Druck als Zyklusvariable fungiert: Die Inspiration wird bei Erreichen eines voreingestellten Druckniveaus sofort beendet, und der Respirator schaltet dann sofort auf „Exspiration" um. Eine druckgesteuerte Beatmung kann somit prinzipiell nie druckkontrolliert sein.

Druckunterstützende Beatmung bzw. druckunterstützte Atmung („pressure supported ventilation")   Dies ist die Spontanatmungsform der druckkontrollierten Beatmung.

Druckorientierte Beatmung ("pressure targeted ventilation" oder "pressure preset ventilation") Diese Bezeichnung ist nicht genau definiert. Gemeint ist meist eine druckkontrollierte Beatmung.

Volumenkontrollierte Beatmung, VCV = ("volume controlled ventilation,") Die Kontrollvariable (Zielparameter) ist das Volumen (□ Abb. 2.3). Das Beatmungsgerät erzeugt so lange einen voreingestellten (= konstanten) Flow, bis ein vorgewähltes Atemhubvolumen (Tidalvolumen) erreicht ist.

Volumengesteuerte Beatmung ("volume cycled ventilation") Hier ist die Zyklusvariable das Volumen: Bei Erreichen des eingestellten Volumens schaltet das Beatmungsgerät – ohne inspiratorische Pause! – auf Exspiration um. Diese Art der Beatmung wird heute praktisch nicht mehr verwendet. Beatmungsformen mit inspiratorischer Pause sind per definitionem nie volumen-, sondern immer zeitgesteuert.

Volumenkonstante Beatmung ("constant volume ventilation") Hierbei wird vom Beatmungsgerät mit jedem Beatmungszyklus ein konstantes Hubvolumen abgegeben, unabhängig davon, ob volumenkontrolliert oder -gesteuert beatmet wird. Hieraus darf aber nicht geschlossen werden, dass dieses Volumen den Patienten auch immer erreicht, vielmehr kann durch Leckagen ein Teil, bei Diskonnektion sogar das gesamte Volumen "verloren gehen".

Druckregulierte volumenkonstante Beatmung, PRVC (= pressure regulated constant volume ventilation) Hierbei handelt sich um eine computergesteuerte Variante der druckkontrollierten Beatmung, bei der aber am Gerät ein Hubvolumen eingestellt wird: Das – druckkontrolliert – verabreichte Atemhubvolumen, V_T – die Zielgröße – wird vom Respirator gemessen und über einen Regelkreis mit dem eingestellten V_T verglichen. Das Gerät wählt dann automatisch für den nächsten (weiterhin druckkontrollierten) Atemzug p_{max} so aus, dass das gewünschte V_T verabreicht wird (was sonst der Therapeut machen müsste). Der p_{max} ist immer in etwa so hoch wie der Plateaudruck bei gleichem volumenkontrolliert verabreichtem V_T.

2.5 Einteilung der Beatmungsformen nach der Eigenleistung des Patienten

Nach der Eigenleistung des Patienten lassen sich 3 Grundformen der Beatmung unterscheiden:

- **CMV:** Atemmodus, bei dem praktisch die gesamte Atemarbeit und der Atemrhythmus vom Respirator übernommen werden. Für CMV ohne Triggerung gilt: „Das Beatmungsgerät macht alles, der Patient macht nichts."
- **SIMV:** kombinierter Modus, bei dem Atemrhythmus und Atemarbeit teilweise (synchronisiert) vom Respirator und teilweise vom Patienten geleistet werden.
- **CSV:** Modus, bei dem der **Atemrhythmus** vom Patienten bestimmt wird. Die **Atemarbeit** wird entweder ebenfalls vom Patienten allein geleistet, oder er wird dabei vom Respirator unterstützt.

2.5.1 Augmentierende (unterstützende) Atemhilfen

Partielle oder augmentierende Atemhilfen unterstützen eine insuffiziente Spontanatmung. Hierbei werden maschinelle Atemhilfe und Spontanatmung miteinander kombiniert. Eine partielle Beatmung im eigentlichen Sinne liegt nur dann vor, wenn ein wesentlicher Anteil der Atemarbeit oder der Atemregulation vom Patienten selbst erbracht wird.

Zu den partiellen Beatmungsformen gehören alle Modi, die nicht ausschließlich aus mandatorischen oder spontanen, nicht unterstützten Atemtypen bestehen, sondern beide Formen vereinen:

— CAPAP: kontinuierlicher positiver Atemwegsdruck
— BIPAP/APRV, Bi-Vent, Bi-Level, DuoPAP: biphasischer positiver Atemwegsdruck
— PSV/ASB, IHS, BiPAP: druckunterstützte Spontanatmung
— VS: druckunterstützte, volumenkonstante Spontanatmung
— PAV/PPS, NAVA: druckunterstützte proportionale Spontanatmung
— SIMV: synchronisierte intermittierende maschinelle Beatmung

■ **Einteilung der partiellen Beatmungsformen**

Die partiellen Beatmungsformen lassen sich nach dem Mechanismus der Ventilationsunterstützung und der Interaktion von Patient und Beatmungsgerät in hubvolumen- und minutenvolumenorientierte Modi unterteilen:

— **Hubvolumenorientierte Beatmungsformen:** Hierbei wird jeder Atemzug des Patienten unterstützt. Beispiele: PSV, PAV („proportional assist ventilation") und ATC („automatic tube compensation").
— **Minutenvolumenorientierte Beatmungsformen:** Hierbei wird der nicht unterstützten Spontanatmung ein bestimmtes Minutenvolumen durch mandatorische Beatmung hinzugefügt. Beispiele: synchronisierte IMV/SIMV sowie MMV („mandatory minute ventilation"; bei MMV erfolgt die mandatorische Zusatzbeatmung nur bei Unterschreiten eines Mindestminutenvolumens).
— Beide Prinzipien können miteinander kombiniert werden, z. B. SIMV + PSV. Wie stark die Atemarbeit unterstützt werden muss, kann individuell erheblich variieren.

- ■ **Vorteile der partiellen Beatmung**

Die partiellen Beatmungsformen weisen gegenüber der kontrollierten Beatmung zahlreiche Vorteile auf:

- Geringerer intrathorakaler Druck
- Besseres Ventilations-/Perfusionsverhältnis
- Geringere Beeinträchtigung der Hämodynamik und der Organfunktionen (Niere, Leber), geringerer Bedarf an Katecholaminen
- Bessere Anpassung zwischen Patient und Beatmungsgerät
- Geringerer Bedarf an Sedativa
- Keine oder geringere Atrophie der Atemmuskulatur als nach Langzeitbeatmung
- Keine Diskoordination der Atmung, wie häufig nach Langzeitbeatmung
- Bessere pulmonale Zirkulation und Lymphdrainage
- Geringeres Risiko bei versehentlicher Diskonnektion vom Beatmungsgerät

2.5.2 Unkonventionelle Verfahren

Dies sind Beatmungsverfahren, die sich erheblich von der „normalen" Beatmung unterscheiden. Sie werden üblicherweise nicht zur „Routinebeatmung" eingesetzt, sondern nur – wenn überhaupt – unter ganz bestimmten Bedingungen. Beispiele sind die HFV („high frequency ventilation", Hochfrequenzbeatmung), CFT („constant flow techniques", Techniken mit hohem Flow) und ALA („artificial lung assist", künstliche Lungenunterstützung).

Weiterführende Literatur

AWMF. S3-Leitlinie Invasive Beatmung und Einsatz extrakorporaler Verfahren bei akuter respiratorischer Insuffizienz, 1. Aufl., Langversion, Stand 04.12.2017. ► https://www.awmf.org/uploads/tx_szleitlinien/001-021l_S3_Invasive_Beatmung_2017-12.pdf

Chatburn RL (2007) Classification of ventilator modes: update and proposal for implementation. Respir Care 52:301–323

Hess DR, Kacmarek M (2014) Essentials of mechanical ventilation, 3. Aufl. McGraw-Hill, New York

Tobin MJ (2012) Principles and practice of mechanical ventilation, 3. Aufl. McGraw-Hill, New York

Einstellparameter des Beatmungsgeräts

© Springer-Verlag GmbH Deutschland, ein Teil von Springer Nature 2019
R. Larsen, T. Ziegenfuß, *Pocket Guide Beatmung*,
https://doi.org/10.1007/978-3-662-59657-9_3

3.1 O_2-Konzentration

Die O_2-Konzentration im Inspirationsgasgemisch (F_iO_2) lässt sich bei allen Beatmungsgeräten zwischen 21 % und 100 % einstellen.

Einstellung Wegen der potenziell toxischen Wirkungen von Sauerstoff sollte längerfristig immer nur die geringstmögliche inspiratorische Konzentration eingestellt werden, mit der sich der gewünschte O_2-Partialdruck im **arteriellen** Blut ergibt. Für die meisten klinischen Belange gilt:

> Die inspiratorische O_2-Konzentration sollte nur so hoch eingestellt werden, dass sich ein p_aO_2 von etwa 60 mm Hg und eine S_aO_2 von >90 % ergibt. Bei allen akut lebensbedrohlichen kardiovaskulären oder respiratorischen Störungen wird aber bis zur Stabilisierung der Situation eine inspiratorische O_2-Konzentration von 100 % eingestellt.

Inspiratorische O_2-Konzentrationen von <60 % bei Langzeitanwendung gelten im Wesentlichen als unschädlich für die Lunge. Selbst höhere Konzentrationen sind wahrscheinlich weniger schädlich als hohe Atemwegsdrücke und eine Überdehnung der Lunge.

3.1.1 Permissive Hypoxämie

Bei diesem Konzept werden niedrige paO_2-Werte (60–80 mm Hg, SaO_2 90–94 %) bei ARDS-Patienten toleriert, um die toxischen Effekte hoher Sauerstoffkonzentration zu verhindern. Ein günstiger Einfluss auf den Krankheitsverlauf ist nicht gesichert.

3.2 Atemhubvolumen

Das Atemhubvolumen, V_T, muss für alle volumenkontrollierten Beatmungsmodi (z. B. VC-CMV, VC-SIMV) direkt eingestellt werden. Bei den druckkontrollierten Beatmungsformen kann kein Atemhubvolumen eingestellt werden; V_T ergibt sich vielmehr aus der Höhe des Beatmungsdrucks und der Impedanz des respiratorischen Systems.

Das durchschnittliche spontane Atemzugvolumen beträgt etwa 6,3 ml/kg Idealgewicht, also ca. 400–450 ml beim Erwachsenen. Hohe Atemhubvolumina ($\geq$10 ml/kg Idealgewicht) unter maschineller Beatmung können die Lunge schädigen, besonders wenn sie mit hohen Atemwegsdrücken (>30 mbar) einhergehen. Sie müssen daher strikt vermieden werden!

> **In der Regel werden Atemhubvolumina von 6–8 ml/kg Idealgewicht eingestellt, kombiniert mit einem PEEP von mindestens 5 mbar zur Atelektasenprophylaxe.**

Bei stark eingeschränkter Dehnbarkeit der Lunge und hohen Beatmungsdrücken (>30 mbar) sollte das Atemzugvolumen sogar auf <6 ml/kg KG reduziert werden. Ein Minimalvolumen von 4 ml/kg Idealgewicht sollte allerdings nicht unterschritten werden.

Druckkontrollierte Atemmodi Bei den druckkontrollierten Atemmodi hängt die Höhe des Atemhubvolumens im Wesentlichen vom vorgewählten Atemwegsdruck (genauer: von der Differenz aus oberem Atemwegsdruck und PEEP) und der Atemwegsimpedanz ab.

3.3 Atemminutenvolumen

Bei der volumenkontrollierten Beatmung (VC-CMV) ergibt sich das Atemminutenvolumen (AMV) aus der eingestellten Atemfrequenz und dem Hubvolumen. Bei allen anderen Beatmungsformen hängt das tatsächliche AMV von der Eigenatmung des Patienten (partielle Beatmungsmodi) und/oder der jeweiligen Compliance und Resistance (druckkontrollierte Modi) ab.

Grundsätzlich muss das AMV so eingestellt werden, dass sich der gewünschte p_aCO_2 ergibt.

❯ **Normwert des Atemminutenvolumens beim Erwachsenen: ca. 80 ml/kg KG/min bzw. 6 l/min.**

3.4 Atemfrequenz

Die Atemfrequenz bzw. Beatmungsfrequenz (f) sollte so eingestellt werden, dass sich der angestrebte p_aCO_2 ergibt, d. h. in der Regel eine Normoventilation.

❯ **Die Beatmungsfrequenz beträgt üblicherweise 8–15/min.**

Bei hohen Atemfrequenzen und kurzen Exspirationszeiten ist eventuell keine vollständige Ausatmung mehr möglich, sodass ein „air trapping" auftritt, besonders bei COPD-Patienten oder beim Asthmaanfall.

Bei den meisten Beatmungsgeräten lassen sich 2 Arten von Atemfrequenzen einstellen:

- f_{CMV} (oder f_{IPPV}): reguliert die Atemfrequenz bei kontrollierter Beatmung
- f_{IMV} (oder f_{SIMV}): reguliert die Frequenz der mandatorischen oder assistierten Atemhübe bei IMV, SIMV oder MMV

3.5 Positiver endexspiratorischer Druck (PEEP)

Bei allen Beatmungsgeräten lässt sich über den Einstellparameter „PEEP" ein positives endexspiratorisches Druckniveau zwischen 0 und ca. 35 mbar aufrechterhalten. Ohne PEEP entspricht der endexspiratorische Druck dem Atmosphärendruck bzw. null (ZEEP).

3.5.1 Extrinsischer und intrinsischer PEEP

Zu unterscheiden ist zwischen extrinsischem und intrinsischem PEEP: Der am Beatmungsgerät eingestellte PEEP wird als „externer" oder „extrinsischer" PEEP ($PEEP_e$) bezeichnet, im Gegensatz zum intrinsischen PEEP ($PEEP_i$), der sich bei obstruktiven Atemwegserkrankungen und/oder bestimmten Atemmodi mit kurzen Exspirationszeiten und unvollständiger Ausatmung aufbauen kann.

Wird ein externer PEEP angewandt und besteht gleichzeitig ein interner PEEP, so ist für die meisten Wirkungen der Gesamt-PEEP ($PEEP_{total}$) entscheidend.

Zu beachten ist die Wechselwirkung bei unterschiedlichen Erkrankungen:

- Restriktive Lungenerkrankung: $PEEP_i$ und $PEEP_e$ verhalten sich weitgehend additiv: $PEEP_{total} = PEEP_i + PEEP_e$.
- Obstruktive Lungenerkrankung: $PEEP_i$ und $PEEP_e$ verhalten sich nicht additiv. Der $PEEP_e$ führt erst dann zu einer Erhöhung des totalen PEEP, wenn er höher ist als der $PEEP_i$ („Wasserfalleffekt"): $PEEP_{total} < PEEP_i + PEEP_e$.

3.5.2 Wirkungen auf das intrapulmonale Gasvolumen und den intrathorakalen Druck

Wird ein PEEP angewandt, so entleert sich die Lunge bei der Exspiration nicht bis zum Ausgleich mit dem Atmosphärendruck. Es bleibt vielmehr ein höheres Volumen in der Lunge zurück als ohne PEEP. Die Höhe des zurückbleibenden intrapulmonalen Volumens hängt von der Höhe des PEEP ab. Der PEEP-bedingte Anstieg des intrapulmonalen Drucks überträgt sich – abhängig von der Elastance der Lungen und der Thoraxwand – auf den intrathorakalen (interpleuralen) Raum und damit auf das Herz und die großen Gefäße.

3.5.3 Auswirkungen des PEEP auf die Lungenfunktion

Die Hauptwirkung des PEEP ist die Erhöhung der funktionellen Residualkapazität (FRC). Hierdurch wird die Oxygenierung des Blutes meist verbessert: Der p_aO_2 steigt an und hierdurch auch die arterielle O_2-Sättigung. Daneben wird die Bildung von Atelektasen erschwert oder verhindert.

Traumatisierung der Lunge   Ein zu hoher PEEP kann die Lunge regional oder insgesamt überdehnen. Hierdurch können ein Baro- bzw. Volumentrauma der Lunge und eine Zunahme des interstitiellen Ödems auftreten.

3.5.4 Wirkungen auf das Herz-Kreislauf-System

Die kardiovaskulären Wirkungen des PEEP entstehen im Wesentlichen durch den erhöhten intrathorakalen Druck:

- Hemmung des venösen Rückstroms, Senkung der Vorlast des rechten Ventrikels, indirekt auch des linken; eventuell Abfall des Herzzeitvolumens
- Senkung der Nachlast des linken Ventrikels: günstiger Effekt bei Herzinsuffizienz; jedoch Anstieg der Nachlast des rechten Ventrikels durch PEEP-bedingte Kompression der Lungen-kapillaren mit Anstieg des pulmonalen Gefäßwiderstands
- Bei Herzfehlern mit Shunt, z. B. Vorhofseptum- oder Ventrikelseptumdefekt und bei bestimmten Gefäßan-omalien (Morbus Rendu-Osler) kann der PEEP einen Rechts-links-Shunt auslösen oder einen vorbestehenden Rechts-links-Shunt verstärken, sodass sich die Oxygenie-rung verschlechtert.

Die kardiovaskulären Wirkungen des PEEP können in der Regel durch ausreichende Flüssigkeitstherapie und Zufuhr positiv-inotroper Substanzen und Vasodilatatoren kompensiert werden.

3.5.5 Indikationen für PEEP

Der PEEP wird v. a. bei der Beatmung von Patienten mit **gestörter Oxygenierung** eingesetzt, häufig auch routinemäßig bei jeder maschinellen Beatmung über Endotrachealtubus/Tracheal-kanüle, um die hierdurch erniedrigte FRC zu normalisieren:

> **Routine-PEEP bei endotracheal intubierten Patienten: 4–8 mbar.**

Sind bei einer Oxygenierungsstörung die Compliance und die FRC erniedrigt, kann durch PEEP die O_2-Aufnahme in der Lunge meist verbessert werden. Daher ist der PEEP bei folgenden Oxygenierungsstörungen und restriktiven Lungenerkrankungen indiziert:

- Nicht kardial bedingtes Lungenödem
- Kardial bedingtes Lungenödem
- ARDS
- Atemnotsyndrom des Neugeborenen
- Pneumonie
- Lungenkontusion
- Postoperativ bei Oberbauch- und Thoraxeingriffen

Ventilationsstörungen und obstruktive Erkrankungen Bei diesen Erkrankungen besteht bereits ein intrinsischer PEEP; andererseits können durch Einstellen eines $PEEP_e$ unterhalb des $PEEP_i$ – ohne zusätzliche Erhöhung der FRC – die klei-nen Atemwege offengehalten, die Exspiration erleichtert und die Atemarbeit vermindert werden, besonders bei COPD. Bei Patienten mit schwerem Asthma bzw. Status asthmaticus wird üblicherweise kein oder nur ein geringer PEEP angewandt.

3.5.6 Zeitpunkt der PEEP-Anwendung

Beim akuten Lungenversagen muss frühzeitig ein PEEP angewandt werden, denn in späten Krankheitsphasen ist der positive Effekt gering.

3.5.7 Wie hoch soll der PEEP gewählt werden?

Für die Wahl des „besten" PEEP-Niveaus gibt es mehrere Ansätze. Die beiden wichtigsten Parameter hierfür sind die Oxygenierung und die Lungenmechanik.

PEEP-Einstellung nach der Oxygenierung Bei diesem Standardvorgehen gilt: Je schlechter die Oxygenierung, desto höher der PEEP. Ziel ist dabei meist eine S_aO_2 um 90 % bzw. ein p_aO_2 um 60 mm Hg. Varianten dieses Vorgehens sind das Least-PEEP-Konzept und das NIH ARDS Network PEEP Protocol (❏ Tab. 3.1).

PEEP-Einstellung nach der Lungenmechanik Das Vorgehen orientiert sich an der Druck-Volumen-Kurve. Der PEEP wird knapp oberhalb des sog. unteren „inflection point" eingestellt

❏ **Tab. 3.1**   PEEP-Einstellungsprotokoll. (NIH ARDS Network PEEP/
F_iO_2-Protokoll; mod. nach The National Heart, Lung, and Blood
Institute ARDS Clinical Trials Network 2004 und Acute Respiratory
Distress Syndrome Network 2000)

F_iO_2	PEEP (mbar)
0,3	5
0,4	5–8
0,5	8–10
0,6	10
0,7	10–14
0,8	14
0,9	14–18
1,0	18–24

werden, um ein repetitives exspiratorisches Kollabieren größerer Alveolarbezirke zu verhindern.

Die Überlegenheit des einen oder anderen PEEP-Konzepts ist nicht gesichert. Auch besteht keine Einigkeit über die Höhe des optimalen PEEP-Niveaus und wie dieses Niveau ermittelt werden kann.

❯ Die PEEP-Werte werden normalerweise zwischen 5 und 15 mbar eingestellt, bei schweren Oxygenierungsstörungen auch bis 20 mbar oder höher.

3.6 Maximaler Inspirationsdruck (p_{max})

Die Höhe des p_{max} (oberes inspiratorisches Druckniveau) richtet sich nach der Größe des gewünschten Atemhubvolumens. Um Druckschädigungen und eine Überdehnung der Lunge zu vermeiden, sollte aber die Druckbegrenzung nur so hoch wie nötig und so niedrig wie möglich gewählt werden. Dabei gilt:

❯ Der maximale Inspirationsdruck sollte 30 mbar nicht überschreiten.

3.6.1 Druckkontrollierte Beatmung

Bei allen druckkontrollierten Beatmungsmodi muss ein p_{max} eingestellt werden. Die Höhe von p_{max} bestimmt hierbei – abhängig von der Compliance des Atemsystems und der Höhe des eingestellten PEEP – die Höhe des verabreichten Atemhubvolumens.

3.6.2 Volumenkontrollierte Beatmung

Bei volumenkontrollierten Modi ergibt sich der Atemwegsspitzendruck letztlich aus der Höhe des eingestellten Hubvolumens, des

Inspirationsflows, des PEEP und der Compliance der Lunge. Dabei gilt: Je höher das eingestellte Hubvolumen, je höher der Inspirationsflow, je niedriger der PEEP (von dessen Niveau aus der Atemhub verabreicht wird) und je niedriger die Compliance der Lunge sind, desto höher ist der resultierende p_{max}.

Allerdings sollte auch bei volumenkontrollierter Beatmung am Beatmungsgerät ein „p_{max}" als obere Druckbegrenzung eingestellt werden, um gefährlich hohe obere Atemwegsdrücke und damit eine Barotraumatisierung der Lunge auch bei unerwarteten Complianceänderungen des Atemsystems zu verhindern.

3.7 Inspiratorische Druckunterstützung

Synonyme: „inspiratory pressure support" (IPS), „assisted spontaneous breathing" (ASB).

PSV kann dabei als alleiniger Atemmodus oder aber in Kombination mit anderen Modi wie SIMV und MMV gewählt werden Die IPS wird entweder als gesonderter Parameter eingestellt, oder sie ist mit dem eingestellten oberen inspiratorischen Druckniveau für die druckkontrollierte Beatmung (p_{max}) identisch. Die IPS sollte so hoch eingestellt werden, dass dem Patienten die Atemarbeit im gewünschten Ausmaß abgenommen wird. Zur optimalen Einstellung des Druckniveaus gibt es unterschiedliche Empfehlungen:

— Das Druckniveau bei der PSV wird so gewählt, dass der Einsatz der Atemhilfsmuskulatur, erkennbar an der Kontraktion des M. sternocleidomastoideus, gerade nicht mehr notwendig ist.

— Das Druckniveau wird so eingestellt, dass die Atemfrequenz des Patienten unter 30 Atemzügen pro Minute liegt.

— Das Druckniveau wird so gewählt, dass beim wachen Patienten eine etwaige Atemnot verschwindet.

Für die **maximale Höhe der IPS** gilt Ähnliches wie für den p_{max} (▶ Abschn. 3.6).

An einigen Geräten kann zusätzlich zur Höhe der IPS die Flowdynamik („Rampe") variiert werden. Sie legt fest, mit welcher Flowgeschwindigkeit der Atemzug unterstützt wird, bis der eingestellte Maximaldruck erreicht worden ist. Je höher der unterstützende Inspirationsflow, desto größer ist auch die Atemunterstützung. Ist der initiale Flow jedoch zu hoch, wird die Inspiration zu früh beendet, ohne dass eine ausreichende Unterstützung erfolgt wäre. Eine Erniedrigung des Flows führt gelegentlich zu einer Verlängerung der Inspirationszeit und zu einer Erhöhung des I:E-Verhältnisses, d. h. des Atemzeitverhältnisses (▶ Abschn. 3.8).

❯ Zu Beginn sollte eine IPS von 10–12 mbar über dem PEEP-Niveau eingestellt werden.

Eine IPS von etwa 5–10 mbar über dem PEEP ist erforderlich, um die zusätzliche Atemarbeit durch Schläuche, Tubus und anzusteuernde Ventile auszugleichen. Bei partieller oder spontaner Atmung des Patienten sollte eine IPS von mindestens 5 mbar über dem PEEP eingestellt sein.

Alternativ und wahrscheinlich effektiver kann an vielen Geräten eine „automatische Tubuskompensation" (ATC) mit variabler, flussangepasster Druckunterstützung gewählt werden. Zu beachten ist, dass bei einigen Beatmungsgeräten die IPS relativ zum Atmosphärendruck eingestellt wird (absolute Druckunterstützung), bei anderen relativ zum PEEP-Niveau (effektive Druckunterstützung).

Entscheidend für die Unterstützung der Atemarbeit und des Hubvolumens ist die effektive Druckunterstützung, für die mögliche Lungenschädigung durch Barotraumatisierung hingegen vermutlich die absolute Höhe der Druckunterstützung über dem Atmosphärendruck.

3.8 Atemzeitverhältnis, Inspirationszeit und Exspirationszeit

Das Atemzeitverhältnis (I:E; Normalwerte 1:1,5 bis 1:2) bestimmt das Verhältnis von Inspirationszeit (t_I) zu Exspirationszeit (t_E). Es kann je nach Beatmungsgerät bei den einzelnen Atemmodi in unterschiedlicher Weise eingestellt werden:

- Direkte Wahl des I:E-Verhältnisses
- Einstellung in Prozent des Atemzyklus
- Direkte Wahl einer bestimmten absoluten Inspirations- und Exspirationszeit: Bei einigen BIPAP-Versionen wird die Zeit für das obere Druckniveau (= Inspirationszeit) und das untere Druckniveau (= Exspirationszeit) direkt in Sekunden vorgewählt.

Grundsätzlich kann aber das Atemzeitverhältnis nur bei **kontrollierter Beatmung** eingestellt werden, also bei VC-CMV und PC-CMV. Bei Atemmodi wie IMV, SIMV und MMV wird zusammen mit der CMV-Frequenz die Dauer der Inspirationszeit der mandatorischen oder assistierten Atemzüge festgelegt. Für PSV und CPAP ist keine Einstellung des Atemzeitverhältnisses möglich.

3.8.1 „Inspiratory hold"

Durch Drücken einer „inspiratory hold"-Taste am Beatmungsgerät kann die Inspirationszeit vorübergehend (meist 15 s) verlängert werden, um die Lunge zu blähen, v. a. nach Absaugvorgängen, zur Extubation oder beim Thoraxröntgen in Inspirationsstellung.

3.8.2 Verringerung des I:E-Verhältnisses

Eine relative Verlängerung der Exspirationszeit und Verkürzung der Inspirationszeit hat folgende Auswirkungen:

- Bei druckkontrollierter, druckbegrenzter Beatmung: meist Abnahme des Atemzugvolumens
- Bei volumenkontrollierter Beatmung: je nach Einstellung und Konstruktionsprinzip des Beatmungsgeräts bei gleichbleibendem Flow zunächst nur Verkürzung der Plateauphase oder Aufrechterhaltung des Inspirationsvolumens durch Steigerung des Flows und Erhöhung des Spitzendrucks
- Abnahme des Atemwegsmitteldrucks
- Bei obstruktiven Ventilationsstörungen:
    - Verbesserte Entleerung der Lunge
    - Verhinderung einer dynamischen Lungenüberdehnung
    - Verringerte Kreislaufbelastung durch intrinsischen PEEP
- Eventuelle Lungenschädigung durch höhere Spitzendrücke, z. B. bei volumenkontrollierter Beatmung mit kürzerer Inspirationszeit
- Verschlechterung der Oxygenierung

> **Eine Verlängerung der Exspirationszeit bzw. eine Verringerung des Atemzeitverhältnisses ist v. a. bei obstruktiven Ventilationsstörungen wie COPD oder Status asthmaticus indiziert.**

3.8.3 Erhöhung des I:E-Verhältnisses

Ist die Inspirationszeit länger als die Exspirationszeit, so liegt eine Umkehr des Atemzeitverhältnisses vor. Eine solche Erhöhung des I:E-Verhältnisses auf Werte von >1:1 wird als „inverse ratio ventilation" (IRV) bezeichnet. Mögliche Indikationen für IRV sind schwere Oxygenierungsstörungen wie ALI („acute lung injury"), ARDS und IRDS („infant respiratory distress syndrome"); dagegen ist die IRV bei überwiegend obstruktiven Lungenerkrankungen kontraindiziert.

Einstellung der I:E-Zeiten:

— „Routinebeatmung" bei weitgehend lungengesunden Patienten: I:E = 1:2 bis 1:1
— Beatmung bei restriktiven Lungenerkrankungen wie ALI, ARDS: I:E = 1:2 bis 1:1; ggf. auch „inverse ratio": 1:1 bis 3:1
— Beatmung bei Patienten mit obstruktiven Lungenerkrankungen wie Asthma, COPD: I:E = 1:2 bis 1:4

3.9 Inspiratorische Pause

Während der inspiratorischen Pause fließt kein Gas und es bildet sich ein Druckplateau aus, dessen Höhe als endinspiratorischer Druck (EIP) oder Plateaudruck bezeichnet wird. Die inspiratorische Pause wird auch als No-Flow-Phase oder Plateauphase bezeichnet. Während der Plateauzeit kommt es zur gleichmäßigeren Verteilung des Hubvolumens innerhalb der Lunge: Die „schnellen Kompartimente" atmen gewissermaßen in die „langsameren Kompartimente" aus.

3.9.1 Volumenkontrollierte Beatmung

Bei einigen Beatmungsgeräten kann die Dauer der Pause in Prozent des Atemzyklus direkt eingestellt werden. Ansonsten ergibt sie sich bei volumenkontrollierten, zeitgesteuerten Modi aus Flow, Hubvolumen, Inspirationszeit bzw. I:E-Verhältnis und Frequenz.

3.9.2 Druckkontrollierte Beatmung

Bei PCV wird zwar, steuerungsbedingt, ein Druckplateau erreicht, allerdings durch einen dezelerierenden Flow; es liegt also zunächst keine No-Flow-Phase vor. Erst wenn kein Gas mehr vom Beatmungsgerät zum Patienten strömt, liegt auch hier eine inspiratorische Pause vor. Das zusätzliche Einstellen einer inspiratorischen Pause ist bei druckkontrollierter Beatmung nicht sinnvoll.

3.10 Inspirationsflow bzw. Gasgeschwindigkeit

3.10.1 Volumenkontrollierte Beatmung

Die inspiratorische Flowrate bzw. der Spitzenflow bei einem Nichtrechteckflow bestimmt die Geschwindigkeit, mit der ein bestimmtes Hubvolumen verabreicht wird: Flow (l/min) = V/t. Die Dehnung der Lunge erfolgt umso rascher, je höher der Flow ist.

Die Geschwindigkeit kann an vielen Geräten für einen flow-/volumenkontrollierten Atemhub direkt als Begrenzungsvariable eingestellt werden. Bei anderen Geräten ergibt sie sich aus dem eingestellten Hubvolumen, der Frequenz und der Inspirationsdauer.

❯ Normalerweise wird bei der volumenkontrollierten Beatmung ein Flow zwischen 30 und 60 l/min eingestellt.

3.10.2 Hoher Inspirationsflow

Ein hoher Inspirationsflow führt zu einer schnellen Belüftung der Lunge mit relativ hohen Atemwegsspitzendrücken und einer relativ langen Plateauphase, ohne dass sich der Plateaudruck ändert.

3.10.3 Niedriger Inspirationsflow

Ein niedriger Inspirationsflow bewirkt eine weniger turbulente Verteilung des verabreichten Hubvolumens und vermindert den

Spitzendruck und den mittleren Atemwegsdruck, besonders bei erhöhtem Atemwegswiderstand. Er wird jedoch vom Patienten oft nicht gut toleriert und kann das Gefühl der Atemnot auslösen. Außerdem kann die Atemarbeit aufgrund vergeblicher zusätzlicher Einatemversuche gesteigert werden. Daher ist oft eine stärkere Sedierung erforderlich, um diese unerwünschten Wirkungen auszuschalten.

Sollen bei VCV hohe Spitzendrücke vermieden werden, kann der Flow bis auf etwa 10 l/min reduziert werden. Ein Mindestflow darf aber nicht unterschritten werden, da sonst die Inspiration bereits vor Verabreichung des Atemzugvolumens abgebrochen wird. Alternativ kann das Hubvolumen verringert, die Inspirationszeit verlängert oder druckbegrenzt beatmet werden.

3.10.4 Druckkontrollierte Beatmung

Hier liefert das Gerät initial automatisch einen hohen Flow von ca. 120 l/min. Durch die Druckbegrenzung (p_{max}) wird eine kontinuierliche Verlangsamung des initial hohen Flows und eine gute Verteilung des Hubvolumens erreicht. Auch bei Spontanatmung in Demand-Flow-Systemen wird initial ein solch hoher Flow automatisch angeboten.

3.11 Inspirationsflow (Profil)

3.11.1 Volumenkontrollierte Beatmung

Die Wahlmöglichkeit zwischen verschiedenen Flowmustern bietet wahrscheinlich keine klinisch wesentlichen Vorteile. Aufgrund der ungleichmäßigen Verteilung des Atemgases und der hohen Druckspitzen ist die Verwendung eines akzelerierenden (ansteigenden) Flows grundsätzlich nicht sinnvoll.

3.11.2 Druckkontrollierte Beatmung

Ein druckkontrollierter Beatmungshub geht automatisch mit
einem dezelerierenden Flow einher.

3.12 Trigger und Triggerempfindlichkeit

Bei allen spontanen, augmentierenden und assistierten Spon-
tanatmungs- bzw. Beatmungsverfahren muss das Gerät eine
Triggerfunktion aufweisen, damit der Patient die Inspiration
auslösen kann. Hierzu muss die jeweilige Atemanstrengung
einen vorgegebenen Schwellenwert erreichen:

- Bei **Drucktriggern** muss der Patient einen Sog von
  0,5–2 mbar aufbringen, damit das Gerät reagiert. Die hierfür
  erforderliche Atemarbeit („Triggerarbeit") kann im Einzelfall
  zu hoch sein.
- Bei der **Flowtriggerung** misst das Gerät den vom Patienten
  angeforderten Inspirationsflow und stellt oberhalb einer
  Flowschwelle Frischgas zur Verfügung oder löst einen Atemhub aus.

Grundsätzlich sollte der Trigger des Beatmungsgeräts so
empfindlich wie möglich eingestellt werden, ohne dass es zur
Selbsttriggerung des Beatmungsgeräts kommt. Eine zu geringe
Empfindlichkeit erhöht die Atemarbeit und muss vermieden
werden. Auch sollte der Trigger nicht ausgeschaltet werden.

> ❯ Bei Drucksteuerung beträgt die Triggerempfindlichkeit –0,5
> bis –2 mbar, bei der Flowsteuerung 1–4 l/min. Wenn möglich
> sollte ein Flowtrigger verwendet werden.

3.13 Seufzer

Bei vielen Beatmungsgeräten kann, in Anlehnung an die gelegentlichen tiefen Atemzüge der normalen Atmung, ein Seufzermodus eingestellt werden. Ziel ist die intermittierende Dehnung der Lunge, um Atelektasen zu verhindern oder wiederzueröffnen. Allerdings erhöhen Seufzer die Gefahr des pulmonalen Baro- bzw. Volumentraumas. Auch gibt es keine Belege für einen Nutzen des Verfahrens.

3.14 Alarme

Wegen ihrer vitalen Bedeutung ist eine lückenlose Überwachung der Beatmung erforderlich. Bei allen Beatmungsgeräten, die in der Intensivmedizin eingesetzt werden, können für die wichtigsten Beatmungsparameter obere und untere Alarmgrenzen eingestellt werden.

- **Druckalarm:** Die obere Alarmgrenze sollte stets etwa 10 mbar oberhalb des als tolerabel angesehenen Atemwegsspitzendrucks eingestellt werden, also meist bei 40–50 mbar. Dies ist für die Patientensicherheit, besonders bei der volumenkontrollierten Beatmung, erforderlich. Ein **Erreichen der oberen Druckalarmgrenze** kann auf Folgendes hindeuten:
  - Anstieg des Atemwiderstands
  - Abnahme der Compliance
  - Husten des Patienten
  - Verlegung des Tubuluslumens
  - Abknicken des Tubus-Schlauch-Systems
- **Volumenalarm:** wird ausgelöst, wenn ein eingestelltes Volumen unter- oder überschritten wird. Einstellung des unteren Alarms: 10–20 % unter dem gewünschten AMV.
- **Apnoealarm:** wird ausgelöst, wenn innerhalb von ca. 15 s keine Ventilation erfolgt oder vom Gerät nicht registriert wird.

- **Hechelüberwachung:** Alarm für eine obere Atemfrequenz.
- **O_2-Alarm:** überwacht die O_2-Konzentration im Inspirationsgas.

Weiterführende Literatur

AWMF. S3-Leitlinie Invasive Beatmung und Einsatz extrakorporaler Verfahren bei akuter respiratorischer Insuffizienz, 1. Aufl., Langversion, Stand 04.12.2017. ► https://www.awmf.org/uploads/tx_szleitlinien/001-021l_S3_Invasive_Beatmung_2017-12.pdf

Acute Respiratory Distress Syndrome Network (2000) Ventilation with lower tidal volumes as compared with traditional volumes for acute lung injury and the acute respiratory distress syndrome. N Engl J Med 342:1301–1308

Gilbert-Kawai ET, Mitchell K, Martin D, Carlisle J, Grocott MPW (2014) Permissive hypoxaemia versus normoxaemia for mechanically ventilated critically ill patients. Cochrane Database Syst Rev 2014(5):CD009931. ► https://doi.org/10.1002/14651858.cd009931.pub2

The National Heart, Lung, and Blood Institute ARDS Clinical Trials Network (2004) Higher versus lower positive end-expiratory pressure in patients with the acute respiratory distress syndrome. N Engl J Med 351:327–336

Tobin MJ (2012) Principles and practice of mechanical ventilation, 3. Aufl. McGraw-Hill, New York

Trainingsprogramm

ESiCM Multidisciplinary distance learning programme for intensive care training. Mechanical ventilation. Skills and techniques. Update 2011. ► http://pact.esicm.org/media/Mechanical%20vent%201Feb2011%20final.pdf. Zugegriffen: 15. Okt. 2016

CMV – kontrollierte Beatmung

© Springer-Verlag GmbH Deutschland, ein Teil von Springer Nature 2019
R. Larsen, T. Ziegenfuß, *Pocket Guide Beatmung*,
https://doi.org/10.1007/978-3-662-59657-9_4

4.1 Prinzip der CMV

Bei CMV wird der Atemhub durch das Beatmungsgerät oder den Patienten ausgelöst und durch das Beatmungsgerät wieder beendet.

Der Beginn und auch das Ende der Inspiration sind meist **zeitgesteuert.** Der Patient kann lediglich den Beginn der Inspiration durch Auslösen (Triggerung) des Gerätes beeinflussen („assist/control ventilation", A/C); das Hubvolumen wird ihm jedoch anschließend „aufgezwungen" („mandatorisch") (◘ Abb. 4.1).

Es werden 2 wesentliche Varianten der CMV unterschieden:

- volumenkontrollierte CMV: „volume controlled continuous mandatory ventilation" (VC-CMV),
- druckkontrollierte CMV: „pressure controlled continuous mandatory ventilation" (PC-CMV).

Daneben gibt es eine „Mischung aus beidem", die sog. „dual-control modes" (► Abschn. 4.6).

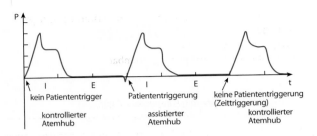

Abb. 4.1   CMV ohne und mit Patiententriggerung

4.2 Volumenkontrollierte CMV

Die volumenkontrollierte Beatmung wird weltweit am meisten verwendet. Hierbei müssen folgende Parameter am Gerät direkt oder indirekt eingestellt werden (▶ Kap. 13):

- Atemfrequenz
- Atemhubvolumen
- Unteres Druckniveau (PEEP)
- Atemzeitverhältnis
- Flowgeschwindigkeit und Flowprofil
- Triggerempfindlichkeit (Inspirationstrigger)

4.2.1 Grundeinstellung bei volumenkontrollierter Beatmung (VC-CMV)

- Atemhubvolumen: 6–8 ml/kg Idealgewicht
- Atemfrequenz: 10–15/min (nach p_aCO_2 oder $p_{et}CO_2$)
- Niedriger Inspirationsflow: 20–60 l/min
- PEEP: 5–8 mbar
- I:E-Verhältnis: 1:2 oder Inspirationszeit (t_{insp})

- Niedriger Inspirationsflow: 30–40 l/min (kurze endinspiratorische Pause)
- F_iO_2: 0,5 bzw. nach p_aO_2
- Inspirationsdruckbegrenzung: 30 mbar

4.2.2 Vorteile gegenüber PC-CMV

Bei der VC-CMV kann das Hub- und Minutenvolumen genau kontrolliert werden – unabhängig von Änderungen der Compliance der Lunge oder des Thorax, des p_aCO_2 und indirekt auch des pH-Werts im Blut.

4.2.3 Nachteile gegenüber PC-CMV

Bei erhöhter Atemwegsimpedanz besteht die Gefahr des pulmonalen **Baro- bzw. Volumentraumas,** denn mit Abnahme der Compliance und Zunahme der Resistance steigt der Beatmungsdruck an. Bei hohem Atemwegswiderstand können hohe Atemwegsspitzendrücke entstehen. Bei Leckagen im Beatmungssystem wird die Ventilation um den Betrag des entweichenden Volumens vermindert.

4.3 Druckkontrollierte CMV

Die druckkontrollierte Beatmung, PCV, und ihre Varianten werden gerade bei schweren restriktiven und obstruktiven Lungenerkrankungen verwendet und haben die VCV auf vielen Intensivstationen weitgehend verdrängt. Bei der druckkontrollierten CMV müssen folgende Parameter am Gerät direkt oder indirekt eingestellt werden (► Kap. 13):

- Oberes Druckniveau (p_{max})
- Unteres Druckniveau (PEEP)
- Atemfrequenz
- Atemzeitverhältnis
- Triggerempfindlichkeit (Inspirationstrigger)

Bei älteren Geräten kann kein Inspirationstrigger eingestellt werden. Der Atemgasfluss kann nicht variiert werden, denn es ergibt sich immer ein dezelerierender Flow. Lediglich die initiale Flowgeschwindigkeit kann an einigen Geräten aktiv beeinflusst werden. Das verabreichte Hubvolumen ergibt sich – bei gegebener Compliance – aus der Differenz zwischen oberem und endexspiratorischem Atemwegsdruck, dem sog. „driving pressure".

4.3.1 Grundeinstellung bei druckkontrollierter Beatmung (PC-CMV)

- Inspirationsdruck: 12–15 mbar über PEEP
- Atemfrequenz: 10–15/min (nach p_aCO_2 oder $p_{et}CO_2$)
- Druckanstiegsgeschwindigkeit: 80–120 l/min
- PEEP: 5–8 mbar
- F_iO_2: 50 % bzw. nach p_aO_2
- I:E-Verhältnis: 1:2

4.3.2 Vorteile gegenüber VCV

Bei der PCV werden Druckanstiege über das vorgewählte Niveau (p_{max}) hinaus vermieden. Entsprechend können durch Einstellung niedriger Drücke ($\leq$30 mbar) eine Druckschädigung und Überdehnung der Lunge verhindert werden. Besteht eine Undichtigkeit im System (Leck in den Schläuchen, Atemwegen oder der Lunge), so werden Druckniveau und Ventilation innerhalb gewisser Grenzen dennoch aufrechterhalten. Außerdem können das kontinuierliche Druckniveau und der dezelerierende Flow günstiger für die Eröffnung der Alveolen sein als der Druckverlauf bei volumenkontrollierter Beatmung mit konstantem Flow.

4.3.3 Nachteile gegenüber VCV

Das vom Beatmungsgerät gelieferte Hubvolumen hängt wesentlich von der thorakopulmonalen Compliance und Resistance des Patienten ab. Daher führen Impedanzschwankungen zu Veränderungen des Hubvolumens: Nimmt die Compliance zu, so steigt auch das Atemhubvolumen an, und es besteht die Gefahr der Hyperventilation und respiratorischen Alkalose, eventuell auch der Lungenüberdehnung. Umgekehrt nimmt bei einer Abnahme der Compliance das Atemhubvolumen ab, und es kann eine Hypoventilation mit Hyperkapnie und respiratorischer Azidose auftreten.

4.4 Druck- oder volumenkontrollierte Beatmung bei schwerer Lungenschädigung?

Bisher konnte kein unabhängiger Einfluss des Beatmungsverfahrens (PCV oder VCV) auf die Letalität festgestellt werden, wenn die Beatmung so eingestellt wurde, dass der Plateaudruck bei den volumenkontrolliert beatmeten Patienten dem p_{max} der druckkontrolliert beatmeten Patienten entsprach. In Deutschlang wird ganz überwiegend die PCV beim ARDS eingesetzt.

4.5 Indikationen für die kontrollierte Beatmung

- Schwerste respiratorische Störungen
- Vollständiger Ausfall der Atemmuskulatur einschließlich Triggerung
- Schwere Störungen der Atemregulation
- Kontrollierte Hyperventilation, z. B. bei erhöhtem Hirndruck
- Notwendigkeit der Muskelrelaxierung, z. B. bei Tetanus
- Beatmung bei Hirntod bis zur Organentnahme

4.6 „Dual-control modes": PRVC und VAPS

Synonyme: PRVC, „pressure-regulated volume control"; VAPS, „volume-assured pressure support ventilation".

Hierbei handelt es sich um „Mischformen" aus druck- und volumenkontrollierter Beatmung, die gewissermaßen „das Beste aus beiden Methoden" in sich vereinigen sollen: die bessere Gasverteilung aus der PCV und die Sicherstellung der CO_2-Elimination aus der VCV.

Diese Modi weisen daher zusätzlich zur Druckkontrolle einen weiteren Regelkreis auf, der ein gewünschtes Hubvolumen pro Atemhub sicherstellt. Dabei wird zwischen 2 Varianten der „dual-control modes" unterschieden, die sich beide jeweils in einigen Beatmungsgeräten finden:

- Der obere Atemwegsdruck wird entsprechend dem gewünschten Atemhubvolumen zwischen einzelnen zugeführten Atemhüben reguliert („inter-breath control" oder „breath-to-breath control").
- Während eines Atemhubs wechselt ggf. die Kontrollvariable von druckkontrolliert auf flow-/volumenkontrolliert („intra-breath control").

Derzeit gibt es keine Belege für eine Überlegenheit von Dual-Control-Beatmungsformen gegenüber den etablierten Beatmungsformen PCV oder VCV mit dezelerierendem Flow, zumal mit diesen beiden Modi ähnliche Effekte erreicht werden können.

4.7 Druckbegrenzte Beatmung (PL-VCV)

Bei dieser Mischform kann die Kontrollvariable während eines Atemhubs von Volumen auf Druck wechseln: Der Hub beginnt volumenkontrolliert und geht in einen druckkontrollierten Atemhub über, sobald ein vorwählbares Druckniveau erreicht wird. Es liegt somit eine druckbegrenzte Beatmung oder eine „pressure-limited volume controlled ventilation" vor.

Weiterführende Literatur

Conti G, Costa R (2010) Technological development in mechanical ventilation. Curr Opinion Crit Care 16:26–33

Cortes GA, Marini JJ (2012) Update: adjuncts to mechanical ventilation. Curr Opinion Crit Care 25:156–163

Jabaley CS, Groff RF, Sharifpou M, Raikheilkar JK, Blum JM (2018) Modes of mechanical ventilation vary between hospitals and intensive care units within a university healthcare system: a retrospective observational study. BMC Res Notes 11(1):425

Marinie JI (2012) Unproven clinical evidence in mechanical ventilation. Curr Opinion Crit Care 18:1–7

IMV und MMV – partielle mandatorische Beatmung

© Springer-Verlag GmbH Deutschland, ein Teil von Springer Nature 2019
R. Larsen, T. Ziegenfuß, *Pocket Guide Beatmung*,
https://doi.org/10.1007/978-3-662-59657-9_5

5.1 Intermittierende kontrollierte Beatmung (IMV)

Die Frequenz der vom Beatmungsgerät obligatorisch (manda-torisch) zugeführten Atemhübe wird bei IMV fest vorgegeben; eine Triggerung durch den Patienten ist innerhalb eines Zeit-fensters möglich (= synchronisierte IMV, SIMV; ◻ Abb. 5.1). Zwischen den maschinellen Atemhüben kann der Patient aber frei spontan atmen, meist auf einem eingestellten PEEP-Niveau. Die Atemhübe können volumenkontrolliert (VC-IMV) oder druckkontrolliert (PC-IMV) verabreicht werden. Bei einigen Geräten kann zusätzlich eine Druckunterstützung der spontanen Atemzüge eingestellt werden (SIMV + IPS).

Werden alle oder einige mandatorische Atemzüge durch Inspirationsbewegungen des Patienten ausgelöst, so ist die tat-sächliche Frequenz der maschinellen Atemhübe immer etwas höher als die eingestellte SIMV-Frequenz, da eine Inspiration innerhalb des eingestellten Zeitintervalls die Dauer zwischen 2 Inspirationen verkürzt.

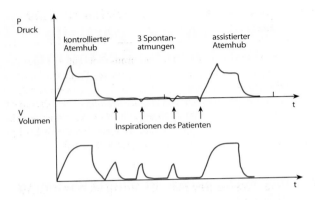

◻ Abb. 5.1 Synchronisierte IMV („synchronized intermittent mandatory ventilation", SIMV). Einem kontrollierten Atemhub folgen 3 spontane Atemzüge des Patienten, danach ein patientengetriggerter assistierter Atemhub des Beatmungsgeräts

5.1.1 Grundeinstellung der SIMV

— Druckkontrollierte SIMV:
  — SIMV-Frequenz: 8–12/min
  — Inspirationsdruck: 12–15 mbar über PEEP
  — Dauer des kontrollierten Atemhubs: 1,5–2 s
  — Triggerschwelle: 2 l/min bzw. 1 mbar unter PEEP
  — Druckanstiegsgeschwindigkeit: 80–120 l/min
  — PEEP: 5–8 mbar
  — Inspirationsdruckbegrenzung: 30 mbar
— Volumenkontrollierte SIMV:
  — Atemzugvolumen: 6–8 ml/kg Idealgewicht
  — Inspirationsflow: 30–40 ml/min
  — Übrige Parameter wie unter druckkontrolliert

5.1.2 Vorteile der IMV im Vergleich mit CMV und A/C

Der Patient kann seinen Atemrhythmus bei gut eingestellter SIMV besser selbst bestimmen (er hat mehr „Freiheiten"); dennoch wird eine vorwählbare Mindestventilation gewährleistet.

Durch Erhöhung oder Reduktion der IMV-Atemfrequenz (fIMV) kann je nach Spontanatmungsfähigkeit des Patienten ein weites Spektrum von praktisch vollständiger Beatmung bis hin zu fast vollständiger Spontanatmung abgedeckt werden.

5.1.3 Nachteile der IMV im Vergleich mit CMV und A/C

Ist die IMV-Frequenz zu hoch eingestellt, so besteht, wie bei der A/C, die Gefahr der Hyperventilation mit respiratorischer Alkalose. Andererseits können niedrig eingestellte IMV-Frequenzen bei nicht beachteter Abnahme der Spontanatmungsaktivität des Patienten zur Hypoventilation und respiratorischen Azidose führen. Schlecht ansprechende oder zu wenig empfindlich eingestellte Triggerventile können die Atemarbeit des Patienten erhöhen. Weiterhin kann die nicht unterstützte Spontanatmung zwischen den maschinellen Atemhüben den Patienten überanstrengen und zur Erschöpfung führen. Wegen dieser Nachteile bezeichnen scharfzüngige Kritiker den IMV-Modus auch als „intermittent respiratory failure".

5.1.4 Klinische Bewertung der SIMV

Weder als primäre Beatmungsform noch als Weaningmethode hat sich die SIMV anderen Beatmungsmodi als überlegen erwiesen. Bei der Entwöhnungsdauer schneidet SIMV sogar schlechter ab als die „T-Stück-Entwöhnung" und die Entwöhnung mit PSV Ghamloush (2013) empfiehlt daher, „das alte Arbeitspferd SIMV auf die Weide zu schicken."

5.2 Mandatorische Minutenbeatmung (MMV)

Synonyme: „mandatory minute ventilation" (MMV), „augmented minute volume" (AMV).

Bei der MMV kann der Patient vollständig spontan atmen und dabei ein vorwählbares Mindestvolumen erhalten. Sinkt das Atemminutenvolumen unter den eingestellten Wert, werden vom Beatmungsgerät mandatorische oder assistierte Atemhübe mit dem vorgewählten Hubvolumen verabreicht. Die Frequenz der erforderlichen maschinellen Atemhübe (f_m) wird vom Beatmungsgerät, unter Berücksichtigung des mandatorischen und spontanen Atemminutenvolumens, fortlaufend berechnet. Im Gegensatz zur IMV wird bei der MMV ein mandatorischer Atemhub nur dann verabreicht, wenn das Minutenvolumen des Patienten unter den vorgewählten Wert gefallen ist. Entspricht jedoch die Eigenatmung dem gewählten Mindestminutenvolumen oder wird gar hyperventiliert, so ergibt sich praktisch eine reine Spontanatmung, bei Verwendung eines PEEP eine CPAP-Atmung, bei Spontanatmung mit Druckunterstützung eine PSV.

Meist wird mit der IMV-Frequenz und dem Atemhub (V_T) des Beatmungsgeräts ein Mindestminutenvolumen eingestellt, das zur Normo- oder leichten Hypoventilation (p_aCO_2 40–50 mm Hg) führt. Hierdurch wird eine ausreichende Ventilation gesichert und außerdem die p_aCO_2-Steuerung der Atmung aufrechterhalten.

5.2.1 Grundeinstellung bei MMV

- Atemfrequenz: 12–15/min
- Atemzugvolumen: 6–8 ml/kg Idealgewicht
- Dauer des kontrollierten Atemhubs: 1,5–2 s
- Triggerschwelle: 2 l/min
- Inspirationsflow: 30–40 l/min
- PEEP: 5–8 mbar
- Inspirationsdruckbegrenzung: 30 mbar

❯ Die MMV eignet sich als Sicherheitsmodus für CPAP oder PSV.

5.2.2 Nachteile der MMV

Bei sehr schneller, flacher Atmung mit hohem Totraumanteil misst das Beatmungsgerät ein vermeintlich ausreichendes exspiratorisches Atemminutenvolumen. Neuere Geräte verfügen jedoch über eine sog. Hechelüberwachung, durch die dieser Effekt ausgeschaltet wird.

Zu beachten ist weiterhin, dass sich bei flacher Atmung die fehlende intermittierende Lungendehnung, wie sie unter der SIMV erfolgt, ungünstig auswirken kann. Dies kann jedoch durch Kombination mit einer geeigneten Druckunterstützung verhindert werden.

Weiterführende Literatur

AWMF. S3-Leitlinie Invasive Beatmung und Einsatz extrakorporaler Verfahren bei akuter respiratorischer Insuffizienz, 1. Aufl., Langversion, Stand 04.12.2017

Chang D (2013) Clinical application of mechanical ventilation, 4. Aufl. Delmar Cengage Learning, New York

Ghamloush M (2013) Synchronized intermittent mandatory venti-
    lation: time to send this workhorse out to pasture. Respir Care
    58:1992–1994
Robinson BR, Blakeman TC, Toth P, Hanseman DJ, Mueller E, Branson
    RD (2013) Patient-ventilator asynchrony in a traumatically inju-
    red population. Respir Care 58:1847–1855

PSV/ASB – druckunter-stützte Spontanatmung

© Springer-Verlag GmbH Deutschland, ein Teil von Springer Nature 2019
R. Larsen, T. Ziegenfuß, *Pocket Guide Beatmung*,
https://doi.org/10.1007/978-3-662-59657-9_6

6.1 Druckunterstützte Beatmung („pressure support")

Synonyme: „pressure support ventilation" (PSV), „inspiratory pressure support" (IPS), „pressure support" (PS), „assisted spontaneous breathing" (ASB), „inspiratory flow assistance" (IFA), „inspiratory help system" (IHS), „inspiratory assist" (IA), Druckunterstützung, inspiratorischer Hilfsdruck.

PSV ist ein reiner Spontanatmungsmodus, bei dem jeder Atemhub des Beatmungsgeräts durch den Patienten ausgelöst (getriggert) wird. Die Inspiration des Patienten wird anschließend vom Gerät bis zu einem vorgewählten Druckniveau unterstützt. Das Ende der Inspiration bestimmt der Patient (◼ Abb. 6.1). Hierdurch kann die Atemarbeit gezielt unterstützt oder entlastet werden.

Der Atemhub des Geräts wird immer durch den Patienten ausgelöst (getriggert). Atmet der Patient nicht ein, wird auch kein Atemhub verabreicht. Darum müssen Sicherungsmaßnahmen

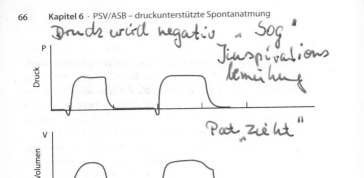

Druck wird negativ „Sog"

Jinspirations bemühung

Pat „zieht"

„das Ziehen wird erleichtert

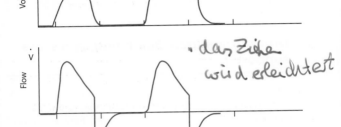

◘ Abb. 6.1 PSV („pressure support ventilation")

eingeschaltet werden, um eine Hypoventilation oder Apnoe zu verhindern, z. B. Apnoeventilation oder MMV.

Je nach Höhe des eingestellten Drucks (p_{max}) wird nur ein Teil oder die gesamte Atemarbeit des Patienten übernommen. Eine völlige Entlastung gilt als erreicht, wenn durch PSV ein Hubvolumen von 8–10 ml/kg KG erzielt wird. Entscheidend für die Entlastung der Atemmuskulatur ist die Höhe der Druckunterstützung über dem PEEP-Niveau bzw. der sog. „driving pressure", also p_{max} PEEP.

Die Druckanstiegsgeschwindigkeit sollte so hoch wie möglich sein, da die Atemarbeit umso mehr reduziert wird, je steiler die Druckanstiegskurve ist. Eine Verlängerung der Druckanstiegszeit führt oft zu Luftnot. Andererseits kann ein zu rascher Druckanstieg zu einer verkürzten Inspiration und Tachypnoe führen. Die Patienten müssen daher insbesondere bei der Ersteinstellung von PSV genau beobachtet werden.

Die Inspiration wird beendet, wenn ein vorgegebener Prozentsatz des Spitzenflusses (meist 25 %) oder ein bestimmter Mindestfluss (2–6 l/min) unterschritten wird (Steuerungsvariable).

6.1.1 Grundeinstellung von PSV/ASB

- Inspiratorische Druckunterstützung (p_{insp}): 10–12 mbar über PEEP
- Angestrebtes Atemhubvolumen: 6–8 ml/kg Idealgewicht
- PEEP: 5–8 mbar
- Druckanstiegsgeschwindigkeit (Rampe): 0,2 s
- Triggerschwelle: 2–5 l/min bzw. 1 mbar unter PEEP
- Inspiratorische O_2-Konzentration: 50 % bzw. nach Höhe des p_aO_2

6.1.2 Vorteile der PSV

Bei PSV kann der Patient Atemrhythmus, Atemzyklus und Inspirationsdauer weitgehend selbst bestimmen. Hierdurch wird oft – aber nicht immer – eine bessere Synchronisation mit dem Beatmungsgerät erreicht, sodass häufig auch auf eine stärkere Sedierung verzichtet werden kann. Der mittlere Atemwegsdruck ist meist niedriger und die Kreislaufbelastung entsprechend geringer. Die Druckunterstützung der spontanen Atemzüge vermindert die Atemarbeit und den O_2-Verbrauch der Atemmuskulatur. Hierdurch wird einer Erschöpfung der Atemmuskulatur („respiratory fatigue") vorgebeugt.

Tachypnoe   Eine Tachypnoe mit niedrigen Hubvolumina, also eine schnelle flache Atmung, kann durch entsprechende PSV-Einstellung oft vermieden oder wieder beseitigt werden. Weiterhin kann durch die PSV die zusätzliche Atemarbeit durch Tubus, Schläuche, „Gänsegurgel" und Triggerventile teilweise kompensiert werden. Die hierfür erforderliche Unterstützung liegt im Mittel etwa 5–10 mbar über dem PEEP-Niveau.

Entwöhnungsphase   In der Entwöhnungsphase ermöglicht die PSV eine stufenlose Verminderung der ventilatorischen Unterstützung von maximal bis minimal oder keiner Unterstützung.

6.1.3 Nachteile der PSV

Bei hohen inspiratorischen Atemwegswiderständen kann der hohe Inspirationsflow zusammen mit der Zyklusvariablen die Inspiration zu rasch beenden, sodass die verabreichten Hubvolumina zu klein sind. Nachteilig ist zudem, dass selbst bei wechselndem Ventilationsbedarf des Patienten die maschinelle Unterstützung für jeden Atemzug gleich bleibt.

Bei gesteigertem Ventilationsbedarf ist die konstante Druckunterstützung u. U. unzureichend und kann die zusätzliche tubusbedingte Arbeit nicht kompensieren (Unterkompensation). Diese Probleme haben zur Entwicklung der neuen Modi „proportional assist ventilation" (PAV) und der automatischen Tubuskompensation (ATC) geführt. Bei den meisten Beatmungsgeräten kann PSV mit ATC kombiniert werden.

6.1.4 Klinische Bewertung der PSV

PSV ist ein reiner Spontanatmungsmodus, mit dem eine **insuffiziente Spontanatmung** unterstützt wird. Die zentrale Atemregulation und die neuromuskuläre Steuerung der Atemmuskulatur müssen daher erhalten sein. PSV/ASB kann selbst bei schweren Oxygenierungsstörungen – in Kombination mit einem ausreichend hohen PEEP – als **primäres** Verfahren eingesetzt werden. Eine Überlegenheit des Verfahrens gegenüber anderen partiellen Beatmungsformen ist allerdings nicht nachgewiesen. Bei **einfacher** Entwöhnung von der Beatmung scheint PSV effektiver (kürzere Entwöhnungszeit) zu sein als die reine T-Stück-Entwöhnung (Ladeira et al. 2014).

Besonders günstig scheint das Verfahren für Patienten mit COPD zu sein – vorausgesetzt, es wird ein (niedriger) extrinsischer PEEP, wenig unterhalb des intrinsischen PEEP, gewählt.

6.2 Volumenunterstützte Beatmung („volume support")

Dies ist eine Variante der PSV. Die Bezeichnung eines anderen Herstellers hierfür lautet: „variable pressure support".

„Volume support" ist ein sog. „inter-breath dual-control mode" (▶ Abschn. 4.5); er verhält sich dabei zur „druckregulierten volumenkontrollierten Beatmung" (PRVC) etwa so wie die „druckunterstützende Beatmung" zur „druckkontrollierten Beatmung". Die Höhe des Drucks wird nicht vom Therapeuten eingestellt, sondern vom Beatmungsgerät so ausgewählt, dass er zur Verabreichung des (vorwählbaren) Hubvolumens ausreicht.

Auch bei „volume support" triggert und beendet der Patient jeden Atemzug selbst. Das Gerät garantiert jedoch eine Druckunterstützung bis zu einem vom Intensivmediziner erwünschten und vorgewählten Hubvolumen. Dabei werden die erwartete

Atemfrequenz sowie das Atemminutenvolumen eingestellt; hieraus ergibt sich das Hubvolumen. Das Gerät passt den Unterstützungsdruck dem inspiratorischen Erfolg des Patienten an: Atmet der Patient mehr als das voreingestellte Hubvolumen ein, wird der Unterstützungsdruck reduziert; ist das inspiratorische Volumen niedriger, wird die Druckunterstützung erhöht.

6.2.1 Klinische Bewertung

Wesentliche klinische Vorteile dieser Beatmungsform gegenüber der PSV, IMV oder CMV (A/C) konnten bisher nicht nachgewiesen werden.

6.2.2 AutoMode

Dieser Modus kombiniert „volume support" und PRVC in einem einzigen Modus. Die Bedingungsvariable ist die Eigenatmung des Patienten: Weist der Patient Eigenatmung auf, unterstützt das Beatmungsgerät ihn durch „volume support"; weist der Patient keine Eigenatmung auf, verabreicht das Beatmungsgerät einen druckregulierten, volumenkontrollierten Hub.

6.2.3 Volume assured pressure support (VAPS)

Auch mit diesem Modus – mit dem auch eine kontrollierte Beatmung durchgeführt werden kann – wird unter Spontanatmung ein Mindesthubvolumen garantiert. Hierbei handelt es sich um einen sog. „intra-breath dual-control mode" (▶ Abschn. 4.5).

Weiterführende Literatur

Ladeira MT, Vital FM, Andriolo RB, Andriolo BN, Atallah AN, Peccin MS (2014) Pressure support versus T-tube for weaning from mechanical ventilation in adults. Cochrane Database Syst Rev 5:CD006056

Mauti T, Bellani G, Confalonieri A, Tagliabue P, Turella M, Coppadoro A, Citerio G, Patroniti N, Pesenti A (2013) Topographic distribution of tidal ventilation in acute respiratory distress syndrome: effects of positive end-expiratory pressure and pressure support. Critical Care Med 41:1664–1673

Spieth PM, Carvalho AR, Güldner A, Kasper M, Schubert R, Carvalho NC, Beda A, Dassow C, Uhlig S, Koch T, Pelosi P, Gama de Abreu M (2011) Pressure support improves oxygenation and lung protection compared to pressure-controlled ventilation and is further improved by random variation of pressure support. Critical Care Med 39:746–755

BIPAP – biphasische positive Druckbeatmung

© Springer-Verlag GmbH Deutschland, ein Teil von Springer Nature 2019
R. Larsen, T. Ziegenfuß, *Pocket Guide Beatmung*,
https://doi.org/10.1007/978-3-662-59657-9_7

7.1 Prinzip des BIPAP

Beim BIPAP („biphasic positive airway pressure") kann der Patient auf 2 unterschiedlich hohen Atemwegsdruckniveaus spontan atmen. Durch den Druckunterschied zwischen beiden Niveaus wird zusätzlich zur möglicherweise vorhandenen Spontanatmung ein Atemhubvolumen erzeugt (◘ Abb. 7.1).

Im BIPAP-Modus kann der Patient gleichzeitig spontan atmen und beatmet werden, d. h. eine Spontanatmung ist während der maschinellen Inspiration und auch während der Exspiration möglich (= simultane Spontanatmung). Bleibt die Spontanatmung aus, wird der Patient druckkontrolliert beatmet.

7.2 Einstellgrößen des BIPAP

Um das Atemmuster zu bestimmen, werden in der ursprünglichen BIPAP-Version folgende 4 Variablen am Beatmungsgerät eingestellt:

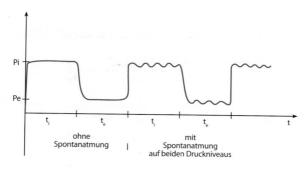

☐ **Abb. 7.1**   BIPAP („biphasic positive airway pressure"; 1:3 und 1:1)

- Oberes (inspiratorisches) Druckniveau (p_{insp})
- Unteres (exspiratorisches) Druckniveau (p_{exsp})
- Zeitdauer des oberen Druckniveaus (t_{insp})
- Zeitdauer des unteren Druckniveaus (t_{exsp})

Innerhalb eines bestimmten Zeitraums kann der Patient den Wechsel zwischen den beiden Druckniveaus auch selbstständig triggern. Die Atemfrequenz errechnet sich indirekt aus der Formel $60/(t_{insp} + t_{exsp})$, das I:E-Verhältnis aus t_{insp}/t_{exsp}.

In weiteren Versionen lässt sich BIPAP auch anders einstellen, z. B. über Atemfrequenz, I:E-Verhältnis, PEEP (p_{exsp}) und Inspirationsdruck (p_{insp}).

Mit BIPAP kann durch geeignete Wahl der 4 Parameter eine Vielzahl druckkontrollierter Modi umgesetzt werden (☐ Abb. 7.2). Der Patient wiederum kann in jedem dieser Modi auf jedem Druckniveau spontan atmen.

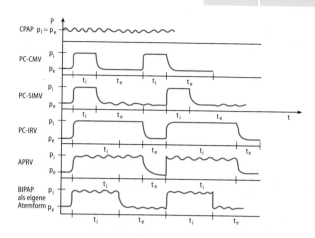

◻ Abb. 7.2 Beatmungsformen im BIPAP-Modus

7.2.1 Grundeinstellung des BIPAP

- Oberes Druckniveau (p_{insp}): 10–12 mbar über PEEP
- Unteres Druckniveau (PEEP): 5–8 mbar
- Angestrebtes Atemhubvolumen: 6–8 ml/kg Idealgewicht
- Mandatorische Atemfrequenz: 10/min bzw. nach p_aO_2 oder pCO_2
- Zeitdauer des oberen Druckniveaus $t_{hoch} = t_{insp}$: 2 s
- Zeitdauer des unteren Druckniveaus $t_{PEEP} = t_{exsp}$: 4 s
- Flowtrigger: 2–5 l/min
- F_iO_2: 0,5 bzw. nach p_aO_2

Verbesserung der Oxygenierung Ist der p_aO_2 erniedrigt, kann er bei BIPAP durch folgende Maßnahmen angehoben werden:

- Erhöhung des oberen und des unteren Druckniveaus (PEEP). Die Druckdifferenz bleibt gleich, die Ventilation ändert sich nicht.
- Verlängerung der Inspirationsphase (t_{insp}) bei unveränderter Frequenz oder Verlängerung der Inspirationsphase mit Verkürzung der Exspirationsphase (t_{PEEP})
- Erhöhung der F_iO_2

Verbesserung der Ventilation
- Ist der p_aCO_2 erhöht, wird das obere Druckniveau oder die Atemfrequenz erhöht.
- Ist der p_aCO_2 zu niedrig, wird das obere Druckniveau oder die Atemfrequenz erniedrigt.

7.2.2 Bewertung des BIPAP

BIPAP ermöglicht ein breites Spektrum der Atemunterstützung, von der kontrollierten Beatmung bis zu reinen Spontanatmung. Durch die druckkontrollierte Beatmung soll die Gefahr der Baro- bzw. Volumentraumatisierung der Lunge vermindert, durch den Erhalt der Spontanatmung der Bedarf an Sedativa auch bei sonst eher als unangenehm empfundenen Atemmodi wie etwa der IRV gesenkt werden. In einigen Zentren ist BIPAP die überwiegend verwendete Beatmungsform bei respiratorischer Insuffizienz jedes Schweregrades.

Die AWMF-Leitlinie empfiehlt, das Verfahren bei leichtem und mittelgradigem ARDS zu erwägen, wenn keine Kontraindikationen vorliegen.

7.3 Beatmungsmodi

7.3.1 Kontrollierte Beatmungsmodi

PC-CMV (BIPAP-CMV) Mit dem p_{exsp} wird der endexspiratorische Druck (PEEP), mit dem p_{insp} das inspiratorische Druckniveau (p_{max}) eingestellt.

Durch Wahl von t_{insp} und t_{exsp} ergibt sich die Atemfrequenz f (pro Minute) $= 60/(t_{insp} + t_{exsp})$, durch das Verhältnis von t_{insp}:t_{exsp} das Atemzeitverhältnis.

PC-IRV (BIPAP-IRV) Mit der Wahl von $t_{insp} > t_{exsp}$ oder I:E > 1 wird die BIPAP-CMV zur BIPAP-IRV.

7.3.2 Partielle Beatmungsmodi

PC-IMV (BIPAP-IMV) Bei Patienten mit auf dem Niveau des p_{exsp} erhaltener Spontanatmung wird mehrmals pro Minute für wenige Sekunden mit einem p_{insp} eine druckbegrenzte maschinelle Inspiration erzeugt (◼ Abb. 7.2). Die t_{exsp} wird hierbei deutlich länger als die t_{insp} eingestellt. Der Patient atmet vorwiegend auf dem unteren Druckniveau spontan. An neueren Geräten kann die BIPAP-IMV (bzw. BIPAP-SIMV) zusätzlich als eigener „BIPAP-Untermodus" angewählt und mit der PSV kombiniert werden.

APRV (BIPAP-APRV) Mehrmals pro Minute wird bei spontan atmenden Patienten der Atemwegsdruck vom erhöhten Niveau (p_{insp}) für wenige Sekunden auf einen deutlich niedrigeren Wert (p_{exsp}) abgesenkt (◼ Abb. 7.2). Hierbei wird die t_{insp} deutlich länger als die t_e eingestellt. Der Patient atmet vorwiegend auf dem oberen Druckniveau spontan (► Kap. 8).

BIPAP als eigene Atemform   Hierzu werden bei Patienten mit erhaltener Spontanatmung t_{insp} und t_{exsp} etwa gleich lang eingestellt. Der Patient atmet auf beiden Druckniveaus spontan.

7.3.3 Spontanatmungsmodus (CPAP)

Beim CPAP („continuous positive airway pressure") werden P_{insp} und p_{exsp} gleich hoch gewählt; die Einstellung von t_{insp} und t_{exsp} ist unerheblich. Der Patient atmet ohne maschinelle Unterstützung ausschließlich auf dem gewählten Druckniveau spontan (◉ Abb. 7.2).

Weiterführende Literatur

AWMF. S3-Leitlinie Invasive Beatmung und Einsatz extrakorporaler Verfahren bei akuter respiratorischer Insuffizienz. 1. Aufl., Langversion, Stand 04.12.2017. ► https://www.awmf.org/uploads/tx_szleitlinien/001-021l_S3_Invasive_Beatmung_2017-12.pdf

Gama de Abreu M, Cuevas M, Spieth PM (2010) Regional lung aeration and ventilation during pressure support and biphasic positive airway pressure ventilation in experimental lung injury. Crit Care 14:R34

Moerer O, Herrmann P, Hinz J, Severgnini P, Calderini E, Quintel M, Pelosi P (2009) High flow biphasic positive airway pressure by helmet – effects on pressurization, tidal volume, carbon dioxide accumulation and noise exposure. Crit Care 13:R85

Singh BP, Kodandaram NS (2016) Intraoperative BiPAP in OSA patients. J Clin Diagn Res 9:UD01–UD02

APRV – Beatmung mit Druckentlastung der Atemwege

© Springer-Verlag GmbH Deutschland, ein Teil von Springer Nature 2019
R. Larsen, T. Ziegenfuß, *Pocket Guide Beatmung*,
https://doi.org/10.1007/978-3-662-59657-9_8

8.1 Prinzip der APRV

APRV („airway pressure release ventilation") ist ein Spontanatmungsmodus, der primär die **Exspiration** des Patienten unterstützt.

Der Patient kann bei einem vorwählbaren Atemwegsdruck spontan atmen. Der Atemwegsdruck wird in bestimmten Abständen für kurze Zeit freigegeben und fällt auf ein niedrigeres Niveau ab. Hierdurch wird primär die Exspiration des Patienten unterstützt, sekundär auch die nachfolgende Inspiration (◐ Abb. 8.1).

APRV ist durch folgende Parameter charakterisiert:

- Das obere Druckniveau (p_{high}), auf dem der Patient vorwiegend atmet bzw. atmen soll. Dieses kann auch als PEEP-Niveau angesehen werden, auf dem eine „CPAP-Atmung" erfolgt oder als sog. „oberes PEEP-Niveau".
- Das untere Druckniveau (p_{low}), auf das der Atemwegsdruck durch kurzzeitige Freigabe des oberen Druckniveaus intermittierend abfällt („release pressure"). Es kann auch als

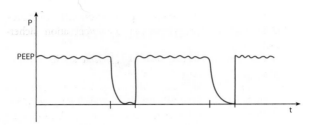

□ **Abb. 8.1**   APRV („airway pressure release ventilation")

„exspiratorisches Druckniveau" oder (sofern das gewählte Druckniveau höher als der Atmosphärendruck ist) als „unteres PEEP-Niveau" bezeichnet werden.

— Die Öffnungs- oder Freigabezeit, für die der Atemwegsdruck erniedrigt wird (t_{low}).

— Die Häufigkeit der Öffnungen pro Minute (APRV-Frequenz) bzw. die Zeitdauer des oberen Druckniveaus (t_{high}).

8.2 Einstellung der APRV

Folgende Parameter müssen bei APRV eingestellt werden:

— Oberes Druckniveau, p_{high}

— Unteres Druckniveau, p_{low}

— Öffnungs- oder Freigabezeit für den niedrigen Atemwegsdruck, t_{low}

— APRV-Frequenz

Anstelle der APRV-Frequenz muss an bestimmten Geräten alternativ die Zeitdauer für p_{high} eingestellt werden (t_{high}); die APRV-Frequenz pro Minute ergibt sich dann aus der Formel: $60/(t_{high} + t_{low})$.

Einfluss von APRV auf Oxygenierung und Ventilation APRV soll eine ausreichende Oxygenierung und Ventilation sicherstellen. Dabei gilt:

- Je höher das obere Druckniveau (p_{high}), desto stärker wird zumeist die Oxygenierung verbessert.
- Je niedriger und zeitlich länger das untere Druckniveau (p_{low}) und je höher die APRV-Frequenz, desto ausgeprägter ist die ventilatorische Unterstützung bzw. CO_2-Elimination.

Damit während der Freigabezeit ein Alveolarkollaps vermieden wird, sollte der Druck während t_{low} im Alveolarbereich nicht auf null abfallen.

Beendigung von APRV APRV kann bis zum Ende der maschinellen Beatmung eingesetzt werden („weaning" unter APRV). Als Faustregel kann gelten: Wenn unter einer F_IO_2 von <0,4 und einem p_{high} von 10 mbar bei Normo- oder leichter Hyperkapnie ein arterieller pO_2 >60 mm Hg erreicht wird, kann die Beatmung meist beendet werden.

8.3 Vorteile der APRV

Gegenüber CPAP verbessert APRV die CO_2-Elimination; eine ausgeprägte Hyperkapnie und respiratorische Erschöpfung können vermieden werden. Weitere mögliche Vorteile sind:

- Bessere Lungenprotektion: Minimierung eines beatmungsassoziierten Lungenschadens
- Günstigere Auswirkungen auf die Hämodynamik
- Erhaltene Spontanatmung, dadurch besseres Ventilations-Perfusions-Verhältnis
- Geringere Atemarbeit
- Weniger Sedierung und/oder Relaxierung, dadurch Verkürzung der Beatmungsdauer

8.4 Nachteile der APRV

Die ventilatorische Unterstützung ist umso geringer, je kürzer die Öffnungszeiten sind. Bei einer APRV-Einstellung, die den ventilatorischen Unterstützungsbedarf des Patienten unterschätzt, kann sich eine erhebliche **Tachypnoe und respiratorische Erschöpfung** entwickeln. Dann müssen die Öffnungszeit verlängert, die Öffnungsfrequenz erhöht und/oder p_{low} erniedrigt werden; oder es wird ein anderer Atemmodus mit inspiratorischer Unterstützung gewählt.

Bei Patienten mit erheblich erniedrigter extrapulmonaler Compliance (häufigste Ursache bei Intensivpatienten: erhöhter intraabdomineller Druck bis hin zum abdominellen Kompartmentsyndrom) ist mit APRV oft keine ausreichende Atemunterstützung zu erreichen. In diesem Fall muss ein anderer Atemmodus wie A/C oder PSV mit ausreichend hoher Druckunterstützung gewählt werden, bis sich die Compliance wieder verbessert hat. Schließlich ist bei Patienten, die schon bei normalem Atemzeitverhältnis einen Auto-PEEP aufweisen, APRV nicht sinnvoll oder sogar schädlich.

> ❯ **APRV ist bei Patienten mit Asthma oder COPD nicht indiziert.**

8.5 Klinische Bewertung der APRV

Alle Experten der Respiratory Care Journal Konferenz 2006 (Myers und MacIntyre 2007) stimmten darin überein, dass APRV **keinen** wesentlichen Fortschritt in der Beatmungstherapie darstellt. Neuere Studien postulieren dagegen lungenprotektive Eigenschaften von APRV (verminderte Belastung der Alveolen und verbessertes alveoläres Recruitment).Die AWMF-Leitlinie empfiehlt, das Verfahren bei leichtem bis mittelgradigem ARDS zu erwägen.

Weiterführende Literatur

Daoud EG, Farag HL, Chatburn RL (2012) Airway pressure release ventilation: what do we know? Respir Care 57:282–292

Gatto EB, Gatto LA, Roy S, Satalin J, Ghosh A, Snyder K, Andrews P, Habashi N, Marx W, Ge L, Wang G, Dean DA, Vodovotz Y, Nieman G (2013) Airway pressure release ventilation prevents ventilator-induced lung injury in normal lungs. JAMA Surg 148:1005–1012

Kollisch-Singule M, Emr B, Smith B, Roy S, Jain S, Satalin J, Snyder K, Andrews P, Habashi N, Bates J, Marx W, Nieman G, Gatto LA (2014) Mechanical breath profile of airway pressure release ventilation: the effect on alveolar recruitment and microstrain in acute lung injury. JAMA Surg 149:1138–1145

Kollisch-Singule M, Jain S, Andrews P, Smith BJ, Hamlington-Smith KL, Roy SR, DiStenao D, Nuss E, Stalin J, Meng Q, Marx W, Bates JHT, Gatto L, Nieman GF, Habashi NM (2016) Effect of airway pressure release ventilation on dynamic alveolar heterogeneity. JAMA Surg 151:64–72

Myers TR, MacIntyre NR (2007) Does airway pressure release ventilation offer important new adavantages in mechanical ventilator support? Resp Care 52:452-458

Saddy F, Sutherasan Y, Rocco PR, Pelosi P (2014) Ventilator-asscociated lung injury during assisted mechanical ventilation. Semin Respir Crit Care Med 35:409–417

PAV/PPS – proportional druckunterstützte Spontanatmung

© Springer-Verlag GmbH Deutschland, ein Teil von Springer Nature 2019
R. Larsen, T. Ziegenfuß, *Pocket Guide Beatmung*,
https://doi.org/10.1007/978-3-662-59657-9_9

9.1 Prinzip der PAV

Bei der PAV („proportional assist ventilation") bzw. PPS („proportional pressure support") wird die Eigenatmung proportional unterstützt, d. h., je stärker die Einatembemühungen des Patienten sind, desto stärker wird er unter PAV maschinell unterstützt (= positive Rückkopplung; ◰ Abb. 9.1).

9.2 Funktion der PAV

Bei einer Zunahme der Elastance nimmt die Atemarbeit proportional zur Höhe des bewegten Volumens zu, bei einer Zunahme der Resistance proportional zur Flussgeschwindigkeit. Für eine kontinuierlich angepasste Erleichterung der Atemarbeit müssen

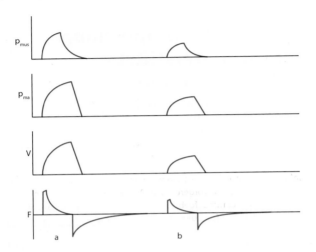

◨ Abb. 9.1   „Proportional assist ventilation" (PAV). Dargestellt sind für 2 Atemhübe (**a, b**) jeweils der Verlauf des von der Atemmuskulatur (p_{mus}) und des vom Beatmungsgerät aufgebrachten Drucks (p_{ma}) sowie des Volumens (V) und des Flows (F). Beim 1. Atemzug (**a**) wird ein höherer muskulärer Druck erzeugt als beim 2. Atemzug; proportional dazu ist auch die maschinelle Druckunterstützung und das dadurch erzeugte Atemhubvolumen beim 1. Atemzug größer als beim 2. Atemzug

Lunge will Volumen

- die erhöhte Elastance durch eine Druckunterstützung ausgeglichen werden, die proportional zum bereits in der Lunge
  befindlichen Volumen zunimmt („elastic unloading" durch
  „volume assist"), und
- die erhöhte Resistance durch eine Druckunterstützung
  ausgeglichen werden, die proportional zum Flow zunimmt
  („resistive unloading" durch „flow assist").

Druck durch Flow

PAV ist letztlich eine druckunterstütze (patientengetriggerte,
druckbegrenzte und flowgesteuerte) Atemform, bei der sich

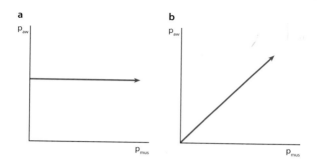

◻ Abb. 9.2 „Proportional assist ventilation" (PAV). Verhältnis zwischen vom Beatmungsgerät hervorgerufenem Atemwegsdruck (p_{aw}) und dem von der Atemmuskulatur aufgebrachten Druck (p_{mus}) bei PSV (**a**) und PAV (**b**). Bei PSV ist der für jeden Atemzug generierte Druck konstant, bei PAV ist das Verhältnis zwischen Druckunterstützung und Inspirationsanstrengung des Patienten konstant

die Druckunterstützung aus „volume assist" und „flow assist" zusammensetzt. Dabei bleibt das Verhältnis aus Druckunterstützung und Inspirationsanstrengung des Patienten konstant (◻ Abb. 9.2).

9.3 Einstellung der PAV

Bei PAV müssen 2 Parameter eingestellt werden, aus denen das Gerät die Druckunterstützung für jeden Atemzug individuell berechnet: „flow assist" und „volume assist". Zusätzlich können ein PEEP und die F_iO_2 eingestellt werden.

Ziel der Einstellung von „flow assist" und „volume assist" ist es, die beim Patienten vorhandene Resistance- (durch „flow assist") und Elastanceerhöhung (durch „volume assist") gerade zu kompensieren. Hierfür müssen Resistance und Compliance bekannt sein, d. h. gemessen oder zumindest plausibel geschätzt werden.

Beim Umschalten auf PAV sollten zunächst maximal 80 % der beiden ermittelten Werte eingestellt werden, um eine Überkompensation zu vermeiden.

Die Einstellung muss dann unter kontinuierlicher Beobachtung des Patienten „feinjustiert" werden, bis ein akzeptables Atemmuster mit ausreichender Ventilation und Oxygenierung vorliegt.

PAVplus (PAV+). Bei dieser Weiterentwicklung stellt der Anwender als einzigen Parameter nur die Höhe der Entlastung von der Atemarbeit ein, den die assistierte Beatmung übernehmen soll.

9.4 Vorteile der PAV

— Größerer Patientenkomfort durch physiologischere Druckunterstützung als bei anderen unterstützenden Atemformen
— Geringerer Sedierungsbedarf
— Keine Fehltriggerungen des Beatmungsgeräts

9.5 Nachteile der PAV

— Nur bei intakter Atemregulation anwendbar
— Keine Mindestunterstützung bei zu geringen Inspirationsbemühungen
— Gefahr der zunehmenden Volumenüberladung der Lunge durch zu starke volumenproportionale Druckunterstützung
— Erfordert die Messung der aktuellen Compliance und Resistance des Atemsystems
— Nicht anwendbar bei größerer Lungenleckage oder bronchopleuraler Fistel

9.6 Bewertung der PAV

PAV ist grundsätzlich für die invasive Beatmung über einen Trachealtubus wie auch für die nichtinvasive Beatmung geeignet. Besonders günstig scheint die Kombination aus PAV und ATC zu sein. Hierdurch wird die Atemarbeit bei einer plötzlichen Zunahme des Ventilationsbedarfs besser kompensiert als mit PSV oder PAV allein. Ein günstiger Einfluss auf die Entwöhnungsdauer von der Beatmung und auf die Letalität ist nicht nachgewiesen.

Weiterführende Literatur

Carteaux G, Mancebo J, Mercat A, Dellamonica J, Richard JC, Aguirre-Bermeo H, Kouatchet A, Beduneau G, Thille AW, Brochard L (2013) Bedside adjustment of proportional assist ventilation to target a predefined range of respiratory effort. Crit Care Med 41:2125–2132

Cuoto LP, Thompson A, Gago F, Serafim R, Saddy F, Barbas CSV (2011) Estimated work of breathing in PAV-plus ventilation in ICU patients. Crit Care 15(Suppl 2):P37

Spieth PM, Güldner A, Beda A, Carvalho N, Nowack T, Krause A, Rentzsch I, Suchantke S, Thal SC, Engelhard K, Kasper M, Koch T, Pelosi P, de Abreu MG (2012) Comparative effects of proportional assist and variable pressure support ventilation on lung function and damage in experimental lung injury. Crit Care Med 40:2654–2661

Deatmungs forme
- bahl - warum vie
      Einstellung
   Peel   1 Maschine

- Nodzen / Risiko

- Empfehlung

Mind Map
   anschaue
      => gestalte !

ASV und NAVA – komplexe Beatmungsformen

© Springer-Verlag GmbH Deutschland, ein Teil von Springer Nature 2019
R. Larsen, T. Ziegenfuß, *Pocket Guide Beatmung*,
https://doi.org/10.1007/978-3-662-59657-9_10

Mit diesen komplexen Beatmungsformen sollen die Beatmungsinvasivität und die Dauer der Beatmung reduziert werden. Sie können als kontrollierte und als assistierte Beatmungsmodi angewandt werden. In der AWMF-Leitlinie wird darauf hingewiesen, dass Empfehlungen zum Einsatz dieser Verfahren beim ARDS derzeit nicht gegeben werden könnten.

10.1 ASV – angepasste unterstützende Beatmung

ASV („adaptive support ventilation") garantiert dem Patienten – bei jederzeit möglicher Spontanatmung – eine ausreichende Minutenventilation mit energetisch optimalem Atemmuster unter Berücksichtigung von Lungenschutzparametern.

10.1.1 Grundeinstellung der ASV

Für den einwandfreien Betrieb des ASV-Modus müssen am Beatmungsgerät 5 Parameter eingestellt werden:

- Anatomischer Totraum: 2,2 ml/kg Idealgewicht
- Gewünschtes Atemminutenvolumen: ca. 100 ml/kg Idealgewicht beim Erwachsenen und 200 ml/kg Idealgewicht bei Kindern bis zu 30 kg KG bzw. nach Ventilationsbedarf
- Maximaler oberer Atemwegsdruck: 35 mbar
- F_iO_2: je nach p_aO_2/S_aO_2
- PEEP, extern am Gerät einstellbar; ein I:E von >1 wird vom Gerät nicht zugelassen!

Wird ASV für das **Weaning** eingesetzt, werden folgende Werte als Orientierung zur „Extubationsbereitschaft" empfohlen:

- Inspirationsdruck <8 mbar
- Vollständige Spontanatmung mit akzeptabler Frequenz (keine maschinelle Beatmung mehr)
- Ausreichendes Atemminutenvolumen
- Kombination mit ATC empfohlen

10.1.2 Regeln für Lungenschutz

Die Sicherheit von ASV wird durch eine Lungenschutzstrategie gewährleistet. Rasche flache Atmung, übermäßige Totraumbeatmung oder dynamische Hyperinflation werden vermieden:

- **Zu hohe Tidalvolumina** überdehnen die Lunge, daher werden von ASV maximal 22 ml/kg Idealgewicht erlaubt oder aber gerade so viel Hubvolumen, bis die durch den Anwender eingestellte Druckobergrenze erreicht ist.
- **Zu niedrige Hubvolumina** vermindern die alveoläre Belüftung. Als untere Grenze sieht ASV ein Hubvolumen vor, das dem doppelten Totraum entspricht; also: minimales $V_T = 4{,}4$ ml $\times$ kg Idealgewicht.

- **Zu hohe Frequenzen** können zu „air-trapping" und zu unbeabsichtigtem $PEEP_i$ führen. ASV erlaubt nur Frequenzen, die die Verabreichung des minimalen V_T erlauben ($f_{max} = $ Ziel-AMV/minimales V_T) und zu einer Exspirationszeit von mindestens 2 × RC (Residualkapazität) führen.
- **Zu niedrige Frequenzen** können zu Hypoventilation und Apnoe führen; die minimale Atemfrequenz ist auf 5/min begrenzt.

Die Lungenschutzgrenzwerte werden dynamisch von Atemzug zu Atemzug an die sich u. U. ändernde Atemmechanik angepasst. Die von den Eingaben des Bedieners abgeleiteten Grenzwerte werden jedoch nie verletzt.

10.1.3 Klinische Bewertung der ASV

Mit der ASV steht ein Atemmodus zur Verfügung, der für praktisch alle intensivmedizinisch bedeutsamen Atemwegserkrankungen und Beatmungsindikationen eine zuverlässige und sichere Beatmung ermöglicht. Als Komponente einer „lungenprotektiven Beatmungsstrategie" scheint ASV bei restriktiven Lungenerkrankungen wie „acute lung injury" (ALI) günstig zu sein. Jedoch muss die %-Minutenvolumen-Einstellung u. U. deutlich erhöht werden, wenn der pathologische Totraum erheblich zugenommen hat. Hinweise auf ein besseres „outcome" von Intensivpatienten unter ASV gibt es bislang nicht.

10.2 NAVA – proportional druckunterstützter Spontanatmungsmodus

NAVA („neurally adjusted ventilatory assist") ist ein Spontanatmungsmodus mit proportionaler Druckunterstützung. Hierbei moduliert die elektrophysiologische Aktivität des Zwerchfells die Druckunterstützung, sodass eine bessere Synchronisation von Patient und Beatmungsgerät erreicht wird. Die elektrische Aktivität des Zwerchfells wird über eine im Ösophagus platzierte Sonde registriert, und anschließend eine Druckunterstützung proportional zur elektrischen Zwerchfellaktivität verabreicht.

Weiterführende Literatur

AWMF. S3-Leitlinie Invasive Beatmung und Einsatz extrakorporaler Verfahren bei akuter respiratorischer Insuffizienz, 1 Aufl., Langversion, Stand 04.12.2017. ▶ https://www.awmf.org/uploads/tx_szleitlinien/001-021l_S3_Invasive_Beatmung_2017-12.pdf

Navalesi P, Costa R (2003) New modes of mechanical ventilation: proportional assist ventilation, neurally adjusted ventilatory assist and fractal ventilation. Curr Opin Crit Care 9:51–58

Spieth PM, Carvalho AR, Güldner A, Kasper M, Schubert R, Carvalho NC, Beda A, Dassow C, Uhlig S, Koch T, Pelosi P, Gama de Abreu M (2011) Pressure support improves oxygenation and lung protection compared to pressure-controlled ventilation and is further improved by random variation of pressure support. Crit Care Med 39:746–755

CPAP – Spontanatmung bei kontinuierlichem positivem Atemwegsdruck

© Springer-Verlag GmbH Deutschland, ein Teil von Springer Nature 2019
R. Larsen, T. Ziegenfuß, *Pocket Guide Beatmung*,
https://doi.org/10.1007/978-3-662-59657-9_11

11.1 Prinzip des CPAP

CPAP („continuous positive airway pressure") ist eine reine Spontanatmung auf einem PEEP-Niveau (◯ Abb. 11.1).

Das System kann beim intubierten oder tracheotomierten Patienten angewandt werden, über eine Maske (Gesicht, Nase) oder einen Helm auch bei nicht intubierten Patienten („Masken-CPAP").

11.2 Continuous-Flow-CPAP

Dieses einfache, triggerlose System besteht aus einer Frischgasquelle mit ausreichend hohem Fluss (ca. 2- bis 3-mal so hoch wie das Atemminutenvolumen, also mindestens 25 l/min), einem elastischen Reservoir, einem T- oder Y-Stück sowie einem exspiratorischen **PEEP-Ventil**.

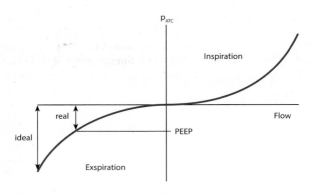

□ Abb. 11.1 CPAP: Spontanatmung unter kontinuierlichem positivem Atemwegsdruck

> **Grundeinstellung:**
> - PEEP: 5–8 mbar
> - Flow: 40 l/min
> - FiO_2: nach p_aO_2

11.2.1 Nachteile

- Erschwerte Überwachung des Patienten
- Keine Messung von Atemwegsdruck, Atemzugvolumen und Atemminutenvolumen
- Keine Möglichkeit, bei Hypoventilation oder Apnoe auf stärker unterstützende oder kontrollierte Atemmodi umzustellen

11.3 **Demand-Flow-CPAP**

Dieses System ist in das Beatmungsgerät integriert und ermöglicht dem Patienten eine Spontanatmung auf vorwählbarem PEEP-Niveau. Der Inspirationsflow muss dabei über ein Triggerventil angefordert werden („demand").

11.3.1 **Vorteile gegenüber Continuous-Flow-CPAP**

— Gute Überwachung der Atmung
— Bei Hypoventilation oder Apnoe: einfaches Übergehen auf Beatmung oder Aktivierung der eingestellten Apnoeventilation oder von MMV
— Kombination mit einer Druckunterstützung möglich (= PSV mit PEEP)

11.4 **Wirkungen des CPAP**

Der kontinuierliche Atemwegsdruck erhöht die funktionelle Residualkapazität, vermindert die Kollapsneigung der Alveolen und der kleinen Atemwege, rekrutiert atelektatische Lungenbereiche und vermindert den intrapulmonalen Rechts-links-Shunt. Die Oxygenierung und das Ventilations-/Perfusionsverhältnis werden verbessert und die Atemarbeit vermindert.

Akute restriktive Lungenerkrankungen Bei diesen Erkrankungen erhöht der CPAP die FRC und verbessert die Oxygenierung, im günstigen Fall nimmt die Atemarbeit ab.

Obstruktive Lungenerkrankungen Liegt bei diesen Erkrankungen ein „air trapping" bzw. eine dynamische Lungenüberdehnung vor, kann der CPAP auf einem Druckniveau wenig unterhalb des Auto-PEEP den Druckgradienten zwischen Mund und Alveolen vermindern, sodass die Atemarbeit ebenfalls abnehmen kann.

Zu hohe PEEP-Werte können zu Lungenüberdehnung, Volumentrauma und Zunahme der Atemarbeit führen. Unempfindliche oder schlecht eingestellte Triggerventile sowie ein kleiner Endotrachealtubus steigern die Atemarbeit und den O_2-Verbrauch, eventuell bis hin zur muskulären Erschöpfung.

❯ Der CPAP ist ein reiner Spontanatmungsmodus und schützt nicht vor Hypoventilation oder Apnoe!

11.5 Einsatz des CPAP

CPAP erhöht – wie PEEP – die funktionelle Residualkapazität und kann die Atemarbeit vermindern. Das Verfahren wird daher bei Oxygenierungs- und bei Ventilationsstörungen angewandt. **Voraussetzungen:** Der Patient muss über einen ausreichenden zentralen Atemantrieb und genügend Kraft der Atemmuskulatur verfügen.

Indikationen:
- Störungen der Oxygenierung: akute postoperative respiratorische Insuffizienz, kardiales Lungenödem, Lungenkontusion, akutes Lungenversagen, Pneumonie, Atelektasen. Je höher der CPAP, desto besser die Oxygenierung. Empfohlene Einstellung: 5–12 mbar.
- Störungen der Ventilation: niedriger CPAP (5–8 mbar) kann bei COPD die Atemarbeit vermindern.
- Bei intubierten oder kanülierten Patienten ohne Lungenfunktionsstörungen, um die FRC im physiologischen Bereich zu halten.
- Entwöhnung vom Beatmungsgerät: Für einige Stunden oder Tage vor der Extubation anwenden, um zu überprüfen, ob die Spontanatmung des Patienten ausreichen wird.

— Obstruktive Schlafapnoe: Verfahren der Wahl; Heimgeräte mit Nasenmaske.

> Bei CPAP-Atmung sollte die **Atemfrequenz** kontinuierlich mit einem Monitor überwacht werden, um rechtzeitig eine schnelle, flache Atmung bzw. Tachypnoe zu erkennen.

11.6 Nebenwirkungen und Komplikationen des CPAP

CPAP wird von den Patienten in der Regel gut vertragen und toleriert. Die möglichen hämodynamischen Auswirkungen entstehen durch den erhöhten intrathorakalen Druck. Weitere Komplikationen sind:

— Verschlucken größerer Mengen von Luft
— Austrocknen der Atemwege bei ungenügender Anfeuchtung der Atemluft
— Mundtrockenheit bei Mundatmung über Maske (sehr häufig)
— Druckstellen bei schlechtem Sitz der Maske
— Konjunktivitis bei Atemgasleck am Nasenrand
— Beklemmungsgefühl

Weiterführende Literatur

Chowdhury O, Wedderburn CJ, Duffy D, Greenough A (2011) CPAP review. Eur J Pediatr 171:1441–1448

Ireland CJ, Chapman TM, Mathew SF, Herbison GP, Zacharias M (2014) Continuous Positive Airway Pressure (CPAP) during the postoperative period for prevention of postoperative morbidity and mortality following major abdominal surgery. Cochrane Database Syst Rev 2014(8):CD008930. ► https://doi.org/10.1002/14651858.cd008930.pub2

Maitra S, Som A, Bhattacharjee S, Baidya DK (2016) Comparison of high-flow nasal oxygen therapy with conventional oxygen therapy and noninvasive ventilation in adult patients with acute hypoxemic respiratory failure: a meta-analysis and systematic review. J Crit Care 35:138–144

Schwab RJ, Badr SM, Epstein LJ, Gay PC, Gozal D, Kohler M, Lévy P, Malhotra A, Phillips BA, Rosen IM, Strohl KP, Strollo PJ, Weaver EM, Weaver TE, ATS Subcommittee on CPAP Adherence Tracking Systems (2013) An official American Thoracic Society statement: continuous positive airway pressure adherence tracking systems. The optimal monitoring strategies and outcome measurements in adults. Am J Respir Crit Care Med 188:613–620

ATC – automatische Tubuskompensation

© Springer-Verlag GmbH Deutschland, ein Teil von Springer Nature 2019
R. Larsen, T. Ziegenfuß, *Pocket Guide Beatmung*,
https://doi.org/10.1007/978-3-662-59657-9_12

12.1 Wirkung der ATC

Endotrachealtubus und Trachealkanüle sind bei (unterstützter) Spontanatmung die wichtigste Einzelursache für eine erhöhte Atemarbeit: Der Tubus erhöht den Atemwiderstand und kann so die erforderliche Atemarbeit verdoppeln.

> ❯ Je kleiner der Tubus und je höher der Gasfluss, desto höher sind der Atemwiderstand und die erforderliche Atemarbeit!

Während der Inspiration ist der proximal des Tubus gemessene (und vom Beatmungsgerät angezeigte) Atemwegsdruck (p_{AW}) stets höher als der distal des Tubus gemessene Druck in der Trachea (p_{Trach}); in der Exspiration ist es umgekehrt. Die Höhe der Druckdifferenz ($\Delta p_{ETT} = p_{AW} - p_{Trach}$) hängt bei gegebenem Flow von der Höhe der Tubusresistance ab.

ATC liefert dem Patienten ständig eine Druckunterstützung in Höhe dieser Δp_{ETT}. Da sich Δp_{ETT} während In- und Exspiration über die Zeit, flowabhängig, ständig verändert, wird auch der Atemwegsdruck unter ATC ständig nachreguliert.

Zur Kompensation des Tubuswiderstands mit ATC erhöht das Beatmungsgerät den Atemwegsdruck (p_{AW}) in der Inspiration und senkt ihn in der Exspiration, sodass der Trachealdruck (p_{Trach}) distal des Tubus vom Tubuswiderstand unabhängig wird:

$$p_{Trach} = p_{AW} - p_{ETT}.$$

12.1.1 Wirkungen während der Inspiration

Bei PSV wird eine konstante inspiratorische Druckunterstützung verabreicht, dagegen wird bei ATC die Inspiration mit flussproportional steigendem Druck unterstützt, um den Tubuswiderstand auszuschalten.

ATC kann theoretisch die tubusbedingte Widerstandserhöhung inspiratorisch vollständig kompensieren, sodass der Patient keine zusätzliche Atemarbeit mehr aufbringen muss: Er ist gleichsam „elektronisch extubiert". Hierfür ist meist ein annähernd sinusförmiger inspiratorischer Druckverlauf erforderlich, da das Maximum der Flussgeschwindigkeit etwa mit der Mitte der Inspiration zusammenfällt.

12.1.2 Wirkungen während der Exspiration

Für die Exspiration gilt:
- Bei PSV und PAV wird keine exspiratorische Atemhilfe verabreicht.
- Bei ATC wird die exspiratorische Überwindung des Tubuswiderstands durch Absenkung des Atemwegsdrucks bis auf maximal null (= Atmosphärendruck) unterstützt.

ATC ist neben APRV der einzige Modus, der auch die Exspiration unterstützt, bei den meisten Geräten allerdings nur partiell – bis maximal zur Höhe des PEEP (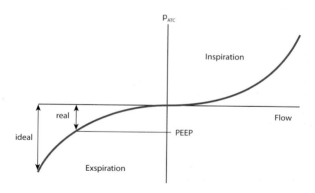 Abb. 12.1). Entsprechend kann bei erhöhtem Ventilationsbedarf und aktiver Exspiration eine zusätzliche exspiratorische Atemarbeit auch unter ATC bestehen bleiben. Dabei droht über eine Verlängerung der Exspirationszeit auch die Ausbildung eines unerwünschten Auto-PEEP mit dynamischer Lungenüberblähung. Praktisch gilt:

> Je höher der eingestellte PEEP ist, desto stärker kann bei ATC die exspiratorische Druckunterstützung sein.

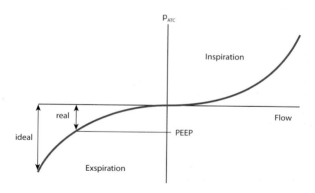

Abb. 12.1 Automatische Tubuskompensation – exspiratorische Unterstützung. Idealerweise müsste die Exspiration mit Druckwerten (p_{ATC}) unterstützt werden, die u. U. am Tubusende deutlich unter dem Atmosphärendruck liegen (ideal). Tatsächlich aber steht gegenwärtig nur die Differenz zwischen PEEP und Atmosphärendruck zur Verfügung, d. h., die Druckentlastung kann nur dadurch erfolgen, dass der Druck kurzfristig unterhalb des PEEP-Niveaus bis minimal 0 gesenkt wird (real). Ein Sog wird bei gegenwärtig erhältlichen Beatmungsgeräten nicht angelegt. Beachte: Wenn nicht mit PEEP beatmet wird, steht keinerlei exspiratorische Druckunterstützung zur Verfügung

Bei Beatmung ohne PEEP (also ZEEP) ist auch mit ATC keine exspiratorische Druckunterstützung möglich.

12.2 Einstellung von ATC

ATC ist einfach einzustellen. Folgende Parameter müssen hierfür am Gerät eingegeben werden:
— Tubusgröße (Innendurchmesser in mm)
— Tubusart (Endotrachealtubus oder Trachealkanüle)
— Gewünschtes Ausmaß der Tubuskompensation

Aus diesen Angaben, zusammen mit dem gemessenen Atemwegsdruck, errechnet das Beatmungsgerät den Trachealdruck und die erforderliche Druckunterstützung für jede Flussgeschwindigkeit. Der Flow wird geräteseitig automatisch mehrfach pro Sekunde gemessen und die ATC-Druckunterstützung entsprechend kontinuierlich modifiziert.

12.3 Probleme mit ATC

Bei hohem Atemantrieb kann aufgrund der überproportionalen Druckunterstützung durch ATC der Atemwegsspitzendruck ansteigen. Daher sollte der obere Atemwegsdruck kontinuierlich überwacht und der Atemantrieb des Patienten bei Bedarf durch vorsichtige Sedierung etwas gedämpft werden.

Bei partieller Tubusobstruktion durch Sekret oder Abknickung ist die Effektivität von ATC deutlich eingeschränkt, da die realen Tubuseigenschaften dann erheblich von den Eingaben des Anwenders abweichen.

12.4 Klinische Bewertung von ATC

ATC kann als Komponente mit allen anderen Beatmungs- und Spontanatmungsverfahren kombiniert werden kann. Der Nutzen des Verfahrens bei der Entwöhnung von der Beatmung ist ungeklärt.

Kontraindikationen für die Anwendung von ATC gibt es nicht.

Weiterführende Literatur

Oto J, Imanaka H, Nakataki E, Ono R, Nishimura M (2012) Potential inadequacy of automatic tube compensation to decrease inspiratory work load after at least 48 hours of endotracheal tube use in the clinical setting. Respir Care 57:697–703

L'Her E (2012) Automatic tube compensation: is it worthwhile? Respir Care 57:813–814

IRV – Beatmung mit umgekehrtem Atemzeitverhältnis

© Springer-Verlag GmbH Deutschland, ein Teil von
Springer Nature 2019
R. Larsen, T. Ziegenfuß, *Pocket Guide Beatmung*,
https://doi.org/10.1007/978-3-662-59657-9_13

13.1 Einfluss der IRV auf den pulmonalen Gasaustausch

Die IRV („inversed ratio ventilation") verbessert v. a. die Oxygenierung des Blutes, eventuell auch die Elimination von CO_2. Diese günstigen Effekte beruhen auf folgenden Mechanismen:

- Verlängerung der Inspirationszeit, dadurch homogenere Verteilung der Inspirationsluft
- Ausbildung eines intrinsischen PEEP und dadurch Erhöhung der FRC
- Anstieg des mittleren Atemwegsdrucks, dadurch Verbesserung der Oxygenierung

Alle 3 Mechanismen führen letztlich zur Rekrutierung kollabierter Alveolen. Dadurch wird die Oxygenierung verbessert, allerdings meist erst nach einigen Stunden.

13.2 Einstellung der IRV

Das I:E-Verhältnis wird je nach Schwere der Oxygenierungs-störung gewählt: Je länger die Inspirationszeit im Verhältnis zur Exspirationszeit, desto ausgeprägter ist die Verbesserung des pulmonalen O_2-Austausches bzw. der Anstieg des arteriellen pO_2. Bei vielen Beatmungsgeräten sind Einstellungen bis 4:1 oder mehr möglich (Einzelheiten ▶ Kap. 3). Die AWMF-Leitlinie empfiehlt beim hypoxämischem respiratorischem Versagen die Beatmung mit einem I:E-Verhältnis von 1:1 bis 1:1,5.

Die IRV kann grundsätzlich druck- oder volumenkontrolliert durchgeführt werden.

13.3 Volumenkontrollierte IRV (VC-IRV)

Für die VC-IRV stehen 2 Verfahren zur Verfügung: die Beatmung mit normaler Flussgeschwindigkeit und die Beatmung mit einem langsamen Inspirationsflow ohne wesentliche inspiratorische Pause. Bei Beatmung mit normaler Flussgeschwindigkeit ist der entstehende Spitzendruck ebenso hoch wie bei normaler CMV; die inspiratorische Pause ist jedoch verlängert. Die Beatmung mit langsamem Flow ermöglicht eine turbulenzarme, gleichmäßige Verteilung des Hubvolumens, wobei die entstehenden mittleren Atemwegsdrücke relativ niedrig sind. Werden gleiche Hubvolumina zugeführt, ist aber der endinspiratorische Druck bei beiden Verfahren identisch.

13.4 Druckkontrollierte IRV (PC-IRV)

Die druckkontrollierte IRV (PC-IRV) geht mit einem gleichmä-ßig hohen Druckniveau während der gesamten Inspirationsphase einher; der Flow ist dezelerierend bzw. abnehmend (◘ Abb. 13.1).

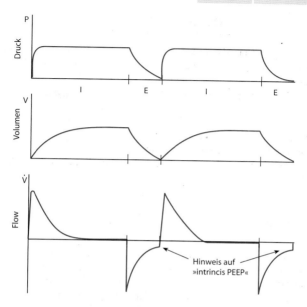

⬛ Abb. 13.1 Druckkontrollierte IRV (PC-IRV) mit einem Atemzeitverhältnis von 3:1

Hierdurch werden kollabierte Alveolen möglicherweise besser rekrutiert. Hohe Spitzendrücke können mit der PC-IRV vermieden werden, entsprechend ist die Gefahr einer dynamischen Überdehnung der Lunge geringer. Allerdings nimmt das Hubvolumen ab, je ausgeprägter das „air trapping" und je höher der intrinsische PEEP sind.

13.5 IRV und PEEP

IRV kann mit oder ohne extrinsischen, am Beatmungsgerät einzustellenden PEEP angewandt werden. Wird kein PEEP eingestellt, so beruht die Zunahme der FRC nur auf dem intrinsischen PEEP. In einer erkrankten Lunge liegen jedoch stets langsame Kompartimente vor, bei denen sich unter der IRV ein intrinsischer oder Auto-PEEP ausbildet, aber auch schnelle Kompartimente, in denen kein intrinsischer PEEP aufgebaut wird. Da meist auch die Gasaustauschfläche der schnellen Kompartimente vergrößert werden soll, kann die IRV mit einem niedrigen extrinsischen PEEP von 5–8 mbar angewandt werden.

13.6 Vorteile der IRV

Die IRV soll zu einer gleichmäßigeren Verteilung des Atemhubvolumens führen als die konventionelle Beatmung mit einem PEEP. Theoretisch ist hierdurch eine Verbesserung des Ventilations-Perfusions-Verhältnisses in zuvor schlecht belüfteten Arealen zu erwarten, ohne dass gesunde Lungenbezirke überbläht werden. So wird nicht nur die Oxygenierung verbessert, sondern auch die Totraumvergrößerung und Beeinträchtigung der CO_2-Elimination durch konventionelle Beatmung mit einem PEEP vermieden. Gelegentlich wird die CO_2-Elimination sogar verbessert. Wird, volumen- oder druckkontrolliert, mit langsamem Flow beatmet, nimmt der Spitzendruck bei unverändertem Hubvolumen ab.

13.7 Nachteile der IRV

Ohne ausreichende Druckbegrenzung besteht bei der VC-IRV die Gefahr einer dynamischen Lungenüberdehnung mit Entwicklung hoher Atemwegsdrücke, die sich ungünstig auf die

Herz-Kreislauf-Funktion und das Lungengewebe auswirken. Diese Effekte können durch eine **druckkontrollierte** IRV vermieden werden.

Grundsätzlich geht die Verbesserung der Oxygenierung durch die IRV mit einer stärkeren Beeinträchtigung der Herz-Kreislauf-Funktion einher als die konventionelle Beatmung mit einem I:E-Verhältnis <1 und vergleichbaren oberen Atemwegsdrücken. Die kardiozirkulatorischen Effekte sind umso ausgeprägter, je höher der mittlere Atemwegsdruck ist. Ein hoher intrinsischer PEEP ($PEEP_i$) kann zu einer Überdehnung umschriebener Alveolarbezirke führen, daher sollte der $PEEP_i$ regelmäßig bestimmt werden.

Bei wachen Patienten ruft die IRV, besonders die VC-IRV mit langsamem Flow, **Luftnot** hervor, sodass in der Regel eine tiefe Sedierung, bei einigen Patienten sogar eine Muskelrelaxierung erforderlich ist, um spontane Atemzüge zu vermeiden (◐ Abb. 13.2).

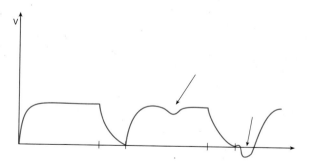

◐ **Abb. 13.2** Schwankungen im Druck-Zeit-Diagramm bei PC-IRV durch Inspirationsbemühungen des Patienten

13.8 Anwendung der IRV

Bei akuten restriktiven Lungenerkrankungen mit schweren Störungen der Oxygenierung kann der Einsatz der IRV erwogen werden. Vorteile gegenüber anderen Beatmungsverfahren sind aber nicht erwiesen. Da für IRV häufig eine tiefe Sedierung erforderlich ist und der Patient dabei nicht spontan atmen kann, wird das Verfahren nur selten angewandt. Wenn IRV eingesetzt wird, sollte sie **druckkontrolliert** erfolgen (PC-IRV), um die Gefahr des „air-trapping" zu minimieren. Anstelle einer reinen PC-IRV wird dann allerdings meist primär APRV (► Kap. 8) gewählt, damit der Patient spontan atmen kann.

> ❱ Wichtig
> — Die IRV verstärkt bei obstruktiven Lungenerkrankungen das „air trapping". Daher ist IRV bei Asthma und COPD kontraindiziert.
> — Empfehlung der AWMF-Leitlinie: keine IRV-Beatmung bei Patienten mit hypoxämischem Atemversagen!

Weiterführende Literatur

AWMF. S3-Leitlinie Invasive Beatmung und Einsatz extrakorporaler Verfahren bei akuter respiratorischer Insuffizienz, 1. Aufl., Langversion, Stand 04.12.2017. ► https://www.awmf.org/uploads/tx_szleitlinien/001-021l_S3_Invasive_Beatmung_2017-12.pdf

Chang DW (2014) Clinical application of mechanical ventilation, 4. Aufl. Delmar Cengage, Albany

Hess DR (2011) Approaches to conventional mechanical ventilation of the patient with acute respiratory distress syndrome. Respir Care 56:1555–1572

Moran JL, Solomon PJ (2012) Mortality and intensive care volume in ventilated patients from 1995–2009 in the Australian and New Zealand binational adult patient intensive care database. Crit Care Med 40:800–812

Permissive Hyperkapnie (PHC)

© Springer-Verlag GmbH Deutschland, ein Teil von Springer Nature 2019
R. Larsen, T. Ziegenfuß, *Pocket Guide Beatmung*,
https://doi.org/10.1007/978-3-662-59657-9_14

14.1 Auswirkungen der Hyperkapnie

Bei der PHC wird mit niedrigen Atemminutenvolumina (6 ml/kg Idealgewicht) beatmet und die hierbei entstehende Hyperkapnie (ohne Grenzwert) und respiratorische Azidose bis zu einem pH-Wert von >7,2 hingenommen, um die lungenschädigende Wirkung hoher inspiratorischer Atemwegsdrücke bzw. hoher Atemzugvolumina zu vermeiden (= lungenprotektive Beatmung). Der arterielle p_aO_2 bleibt dagegen in der Regel im Normbereich, wenn die inspiratorische O_2-Konzentration entsprechend erhöht wird.

Die Hauptwirkung der Hyperkapnie ist die **respiratorische Azidose.** Weitere Auswirkungen sind in der folgenden Übersicht zusammengestellt.

14.1.1 Ungünstige Auswirkungen und Gefahren

- Respiratorische Azidose, dadurch möglicherweise Immunsuppression und erhöhtes Sepsisrisiko
- Anstieg des pulmonalen Gefäßwiderstands
- Möglicherweise Lungenschädigung
- Zunahme der Hirndurchblutung und des Hirndrucks
- Zerebrale Krampfanfälle (bei einem p_aCO_2 >50–200 mm Hg)
- Ventrikuläre und supraventrikuläre Arrhythmien
- Beeinträchtigung der Myokardkontraktilität
- Tachypnoe
- Dyspnoe
- Hyperkaliämie
- Verschlechterung der O_2-Aufnahme des Hämoglobins in der Lunge (Rechtsverschiebung der O_2-Bindungskurve)
- Hypoxie (wenn die F_iO_2 zu niedrig ist)

14.1.2 Günstige Auswirkungen

- Zunahme der Splanchnikusdurchblutung
- Verbesserung der O_2-Abgabe des Hämoglobins im Gewebe (Rechtsverschiebung der O_2-Bindungskurve)

14.2 Indikationen der PHC

Die PHC kann bei allen schweren Lungenfunktionsstörungen erwogen werden, bei denen eine Normoventilation ohne Anstieg des oberen Atemwegsdrucks auf >30–35 mbar nicht aufrechterhalten werden kann, z. B. beim ARDS oder Status asthmaticus.

Meist wird die PHC in Kombination mit druckkontrollierten Beatmungsverfahren wie PCV, PSV und IRV angewandt. Bei obstruktiven Erkrankungen ist die IRV allerdings kontraindiziert.

14.3 Kontraindikationen der PHC

- Schädel-Hirn-Trauma
- Hoher intrakranieller Druck
- Koronare Herzerkrankung
- Schwere Herzinsuffizienz
- Zerebrales Krampfleiden

In kritischen Fällen müssen die Kontraindikationen gegen die Gefahren einer erzwungenen Normoventilation abgewogen werden.

14.3.1 Begrenzung des Atemwegsdrucks

Der Atemwegsspitzendruck oder der Plateaudruck sollte auf Werte von ca. 30–35 mbar begrenzt werden; die Höhe des PEEP richtet sich nach der Schwere der Oxygenierungsstörung.

14.4 Begleitende Maßnahmen

Zu den begleitenden Maßnahmen bei der PHC gehören:
- **Verminderung der CO_2-Produktion** durch Analgosedierung, in Einzelfälle auch durch Muskelrelaxierung; Ernährung mit hohem Fett- und niedrigem Kohlenhydratanteil, Senkung einer erhöhten Körpertemperatur;

— **Anhebung des abgefallenen pH-Werts** durch Puffer-
substanzen (TRIS), jedoch erst bei pH-Werten <7,2 bzw.
bei hämodynamischer Instabilität. Eine Überkompensation
führt zur Alkalose und muss dabei vermieden werden.

14.5 Klinische Bewertung der PHC

Von den meisten Patienten werden auch sehr hohe pCO_2-Werte
über viele Tage gut toleriert, besonders bei ungestörter Nierenfunktion, da hierbei die respiratorische Azidose rasch metabolisch kompensiert wird – jedoch nicht vollständig, sondern
nur partiell.

Insgesamt scheint aber die Baro-/Volumentraumatisierung
der Lunge unter einer PHC geringer zu sein als unter erzwungener
Normoventilation mit hohen Atemwegsdrücken. Vermutlich gilt
daher:

❯ Ein hoher p_aCO_2 ist weniger schädlich als ein hoher
Atemwegsdruck, sofern eine protrahierte Hypoxämie
(angestrebte S_aO_2 >90 %) vermieden wird. Der Anstieg des
p_aCO_2 sollte langsam herbeigeführt werden.

In mehreren Untersuchungen konnte nachgewiesen werden,
dass durch Beatmung mit niedrigen Hubvolumina (ca. 6 ml/kg
Idealgewicht) und PHC gegenüber einer Beatmung mit hohen
Hubvolumina (ca. 12 ml/kg KG) die Letalität des ARDS signifikant gesenkt wird. Die Langzeitwirkungen sind dagegen noch
ungeklärt.

Beim ARDS gilt daher die „protektive Beatmung mit möglicher Hyperkapnie" heute als gesichertes Verfahren („Level
A-Evidenz").

Weiterführende Literatur

Hodgson CL, Tuxen DV, Davies AR, Bailey MJ, Higgins AM, Holland AE, Keating JL, Pilcher DV, Westbrook AJ, Cooper DJ, Nichol AD (2011) A randomized controlled trial of an open lung strategy with staircase recruitment, titrated PEEP and targeted low airway pressures in patients with acute respiratory distress syndrome. Crit Care 15:R133

Marhong J, Fan E (2014) Carbon dioxide in the critically ill: too much or too little of a good thing? Respir Care 59:1597–1605

Petrucci N, De Feo C (2013) Lung protective ventilation strategy for the acute respiratory distress syndrome. Cochrane Database Syst Rev 2013(2):CD003844. ► https://doi.org/10.1002/14651858.cd003844.pub4

Vadasz I, Hubmayr RD, Nin N, Sporn PH, Sznajder JI (2012) Hypercapnia: a nonpermissive environment for the lung. Am J Respir Cell Mol Biol 46:417–421

Lung-Recruitment-Manöver und Open-Lung-Konzept

© Springer-Verlag GmbH Deutschland, ein Teil von
Springer Nature 2019
R. Larsen, T. Ziegenfuß, *Pocket Guide Beatmung*,
https://doi.org/10.1007/978-3-662-59657-9_15

15.1 Durchführung der Recruitmentmanöver

Recruitmentmanöver umfassen Beatmungsmaßnahmen, mit denen rekrutierbare Lungenareale bei Patienten mit ARDS anhaltend eröffnet werden können. Dabei werden **kurzfristig** höhere Atemhubvolumina und/oder höhere inspiratorische Drücke (die zur Eröffnung möglichst vieler rekrutierbarer Lungenareale notwendig sind) in Kauf genommen.

Folgende Recruitmentmanöver können die Oxygenierung verbessern:

— Periodische inspiratorische Druckerhöhungen wie intermittierende Seufzer (z. B. p_{max} 40–60 mbar alle 50–100 Atemzüge); dazwischen Beatmung mit „normalem PEEP" und „normalem" p_{max}.

— Episodische Erhöhungen des PEEP (z. B. auf 30 mbar, ggf. plus 20 mbar „driving pressure").

— Sogenannte „Vitalkapazitätsmanöver", bei denen die Lunge über mehrere Sekunden mit hohem Atemwegsdruck gebläht wird. Beispielsweise reichen 7 s Druckerhöhung auf 40 mbar

aus, um bei lungengesunden Patienten unter Intubations-
narkose den Gasaustausch deutlich zu verbessern.
— Anhaltende Druckerhöhungen (inspiratorisch und
exspiratorisch) über einen längeren Zeitraum bis zur mess-
baren Verbesserung der Oxygenierung und dann Absenken
des p_{max} unter Aufrechterhaltung eines relativ hohen PEEP
zum dauerhaften Offenhalten der Lunge.
— Bauchlagerung (► Kap. 16).

15.2 Open-Lung-Konzept

Der Grundsatz dieses von Lachmann entwickelten Verfahrens
lautet: „Open the lung and keep the lung open."
    Es basiert auf folgenden Prinzipien (◼ Abb. 15.1):
— „Öffnen" der Lunge mit druckkontrollierter Beatmung und
relativ hohem p_{max}
— „Offenhalten" der Lunge durch relativ hohen PEEP
— Nach erfolgreicher Öffnung der Lunge Reduktion des p_{max}
auf den niedrigst möglichen Wert und Ventilation mit dem
niedrigst möglichen „driving pressure", um adäquate pCO_2-
Werte zu erzielen

Der Erfolg der Lungenöffnungsmanöver kann durch Messung der
Blutgase abgeschätzt werden (Anstieg des p_aO_2) oder atemmechanisch
durch Orientierung an der Druck-Volumen-Kurve („p-V-curve").

15.3 Klinische Bewertung der
Recruitmentmanöver

Nach einem Cochrane Review (2009) ist ungeklärt, ob Recruitmentmanöver die Letalität oder die Beatmungsdauer bei Patienten mit ALI oder ARDS reduzieren. Die Recruitmentmanöver

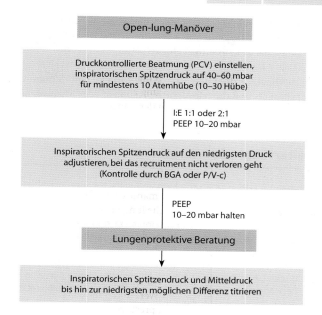

■ Abb. 15.1 „Open-Lung-Manöver" nach Lachmann

gehören daher **nicht** zu den Standardverfahren der Beatmung. Vergleichbar auch die Bewertung in der AWMF-Leitlinie zur invasiven Beatmung: Es könne keine Empfehlung für oder gegen das Verfahren bei ARDS-Patienten ausgesprochen werden.

Wenn Recruitmentmanöver angewendet werden, sollte berücksichtigt werden, dass der rekrutierbare Lungenanteil von der Art des Lungenversagens abhängt:

— Bei primär pulmonalem Lungenversagen (z. B. Pneumonie) ist das Recruitmentpotenzial gering (5–10 %); hier könnte der Schaden von Recruitmentmanövern den Nutzen überwiegen.

- Bei primär extrapulmonalem Lungenversagen (z. B. abdominale Erkrankungen, Peritonitis) ist das Recruitment- potenzial weitaus größer (bis zu 50 %).

Die optimale Höhe des Recruitmentdrucks, die Dauer des Recruitments und die erforderliche Häufigkeit der Manöver sind nach wie vor ungeklärt.

Weiterführende Literatur

Lachmann B (1992) Open the lung and keep the lung open. Inten- sive Care Med 18:319–321

Hodgson C, Keating JL, Holland AE, Davies AR, Smirneos L, Bradley SJ, Tuxen D (2009) Recruitment manoeuvres for adults with acute lung injury receiving mechanical ventilation. Cochrane Database Syst Rev 2009(2):CD006667

Suzumura EA, Figueiró M, Normilio-Silva K, Laranjeira L, Oliveira C, Buehler AM, Bugano D, Passos Amato MB, Ribeiro Carvalho CR, Berwanger O, Cavalcanti AB (2014) Effects of alveolar recruit- ment maneuvers on clinical outcomes in patients with acute respiratory distress syndrome: a systematic review. Intensive Care Med 40:1227–1240

Beatmung in Bauchlage

© Springer-Verlag GmbH Deutschland, ein Teil von Springer Nature 2019
R. Larsen, T. Ziegenfuß, *Pocket Guide Beatmung*,
https://doi.org/10.1007/978-3-662-59657-9_16

16.1 Wirkung der Bauchlagerung

Durch die Bauchlage werden die Atemgase und die Lungendurchblutung homogener verteilt. Hierdurch bessert sich bei vielen Patienten das Ventilations-Perfusions-Verhältnis und damit auch die Oxygenierung. Außerdem soll die beatmungsassoziierte Lungenschädigung – verglichen mit der Rückenlage – verzögert oder reduziert und möglicherweise auch die Drainage bronchoalveolärer Sekrete gesteigert werden. Die Verbesserung der Oxygenierung kann bereits kurz (<30 min) nach der Umlagerung auftreten oder bis zu 24 h verzögert.

16.2 Indikationen der Bauchlagerung nach der DGAI/BDA-Leitlinie

Die Bauchlage wird empfohlen bei Patienten mit ARDS und lebensbedrohlicher Hypoxämie (Evidenz 1a, Empfehlung A). Sie kann erwogen werden bei ARDS und nicht lebensbedrohlicher Hypoxämie (Empfehlungsgrad 0). Dagegen ist die kontinuierliche laterale Rotationstherapie bei Patienten mit ARDS ($p_aO_2/F_iO_2 < 150$ mm Hg) nach der DGAI-Leitlinie nicht indiziert.

Praktische Hinweise
- Wenn indiziert, sollte die Bauchlagerung frühzeitig eingesetzt werden.
- Vor Beginn der Bauchlagerung sollten der Patient hämodynamisch stabil und der Volumenstatus ausgeglichen sein. Die Anwendung von Katecholaminen ist keine Kontraindikation für die Bauchlagerung.
- Die Dauer der Bauchlagerung sollte mindestens 16 h betragen.
- Die Beatmung sollte lungenprotektiv sein und nach jedem Lagerungswechsel kontrolliert und angepasst werden.
- Sie sollte beendet werden, wenn sich die Oxygenierung in Rückenlage stabilisiert hat ($p_aO_2/F_iO_2 \geq 150$ mm Hg bei einem PEEP von ≤ 10 mbar und einer F_iO_2 von $\leq 0,6$) oder wenn mehrere Lagerungsversuche erfolglos geblieben sind.

16.3 Kontraindikationen der Bauchlagerung

- Schwere neurologische/neurotraumatologische Erkrankungen mit erhöhtem intrakraniellem Druck
- Offenes Abdomen
- Wirbelsäuleninstabilität
- Bedrohliche Herzrhythmusstörungen
- Hochgradige Kreislaufinsuffizienz

16.4 Risiken der Bauchlagerung

Die Bauchlagerung ist jedoch auch mit u. U. tödlichen Risiken verbunden:

- Ungeplante Extubation bei den Drehmanövern
- Verrutschen des Tubus
- Verlust des zentralvenösen Zugangs
- Beatmungsprobleme
- Lagerungsschäden insbesondere Druckstellen und Ulzera an Stirn, Nase und v. a. Druckulzera an der Hornhaut
- Nervenläsionen (Plexus brachialis)

16.5 Sicherheitsmaßnahmen bei Bauchlagerung

Um Komplikation bei der Durchführung der Bauchlagerung des beatmeten Patienten zu vermeiden, sind folgende Sicherheitsmaßnahmen zu beachten (nach Blanch):

- **Vor** dem Drehen:
  - Genaue Absprache der Beteiligten
  - Vorgehen möglichst nach einem festgelegten Protokoll
  - Gute Fixierung des Tubus und aller Zugänge
  - Erfassen der möglichen „Problembereiche"
  - Erhöhung der inspiratorischen O_2-Konzentration auf 1,0
- **Während** des Drehens:
  - Anwesenheit einer ausreichenden Zahl von Personen (mindestens 5, darunter mindestens 1 Arzt, der den Drehvorgang überwacht)
  - Besondere Sicherung des Tubus während des Drehens
- **Nach** dem Drehen:
  - Überprüfung der Tubuslage und aller Zugänge
  - Überprüfung des Beatmungsgeräts
  - Absaugen der ggf. durch die Drehung mobilisierten Sekrete während der Bauchlagerung

- Leichte Anti-Trendelenburg-Lagerung (Hochlagerung des Oberkörpers von insgesamt ca. 10°) zur Minimierung des Gesichtsödems
- Augenschutz
- Positionierung von Kopf, Hals, Armen und Beinen in physiologischer Stellung

Während des Drehens muss der Patient **tief sediert,** wenn nötig sogar kurzfristig relaxiert und kontrolliert beatmet werden. In Bauchlage dagegen kann die Sedierung dann wieder vorsichtig reduziert werden; auch sollte der Patient, wenn möglich, unterstützt spontan atmen.

Allerdings geht die unter Bauchlagerung messbare Verbesserung der Oxygenierung nach Zurückdrehen auf den Rücken meist größtenteils wieder verloren.

16.6 Klinische Bewertung der Bauchlagerung

Mehrere prospektive randomisierte Studien und Metaanalysen zur Beatmung in Bauchlage bei ARDS. kommen zu folgenden Ergebnissen:

- Die Oxygenierung wird eindeutig verbessert.
- Die Letalität bei ARDS wird insgesamt nicht gesenkt.
- Jedoch wird die Letalität bei den am schwersten erkrankten Patienten, d. h. solchen mit einem Oxygenierungsindex (p_aO_2/F_iO_2) <150 mm Hg, unter lungenprotektiver Beatmung um etwa 10 % reduziert. Allerdings kommt ein Cochrane Review (Bloomfield et al. 2015) zu dem Schluss, dass diese Annahme noch bewiesen werden müsse.

> ❯ Eine routinemäßige Bauchlagerung bei leichtem ARDS ist nicht indiziert. Allerdings sollte beim ARDS mit einem p_aO_2/F_iO_2 von <150 mm Hg die Bauchlage eingesetzt werden (S3-Leitlinie).

Weiterführende Literatur

AWMF. S3-Leitlinie Invasive Beatmung und Einsatz extrakorporaler Verfahren bei akuter respiratorischer Insuffizienz, 1. Aufl., Langversion, Stand 04.12.2017. ▶ https://www.awmf.org/uploads/tx_szleitlinien/001-021l_S3_Invasive_Beatmung_2017-12.pdf

Bloomfield R, Noble DW, Sudlow A (2015) Prone position for acute respiratory failure in adults. Cochrane Database Syst Rev 2015(11):CD008095

Deutsche Gesellschaft für Anästhesiologie und Intensivmedizin e. V. (DGAI) (2015) S2e-Leitlinie Lagerungstherapie und Frühmobilisation zur Prophylaxe oder Therapie pulmonaler Funktionsstörungen. AWMF-Registernummer 001-015. Stand: 30.04.2015, gültig bis 29.04.2020. ▶ http://www.awmf.org/leitlinien/detail/ll/001-015.html. Zugegriffen: 15. Okt. 2016

Kopterides P, Siempos II, Armaganidis A (2009) Prone positioning in hypoxemic respiratory failure: meta-analysis of randomized controlled trials. J Crit Care 24:89–100

Sud S, Friedrich JO, Taccone P, Polli F, Adhikari NK, Latini R, Pesenti A, Guérin C, Mancebo J, Curley MA, Fernandez R, Chan MC, Beuret P, Voggenreiter G, Sud M, Tognoni G, Gattinoni L (2010) Prone ventilation reduces mortality in patients with acute respiratory failure and severe hypoxemia: systematic review and metaanalysis. Intensive Care Med 36:585–599

HFV – Hochfrequenz-beatmung

© Springer-Verlag GmbH Deutschland, ein Teil von Springer Nature 2019
R. Larsen, T. Ziegenfuß, *Pocket Guide Beatmung*,
https://doi.org/10.1007/978-3-662-59657-9_17

17.1 Prinzip der HFV

Die wichtigsten Ziele der HFV („high frequency ventilation") sind die Oxygenierung des Blutes und die Elimination von CO_2 bei minimaler Schädigung der Lunge und geringstmöglicher Beeinträchtigung der Herz-Kreislauf-Funktion. Daneben wird das Verfahren bei Laryngoskopien und Bronchoskopien eingesetzt, um das Vorgehen zu erleichtern.

HFV verbessert die Oxygenierung wahrscheinlich durch den Anstieg des mittleren intrapulmonalen Drucks und der damit einhergehenden Zunahme der FRC und des mittleren intrapulmonalen Volumens.

17.2 Indikationen der HFV

- RDS
- Kardiogener Schock

- Tracheomalazie
- Bronchopleurale Fistel
- Tracheoösophageale Fistel
- Notfallbeatmung bei Intubationsschwierigkeiten
- Bronchoskopische Eingriffe
- Laryngoskopische Eingriffe

Aktuelle Metaanalysen ergaben keine Abnahme der Sterblichkeit bei Patienten mit mittelgradigem oder schwerem ARDS. Die AWMF-S3 Leitlinie empfiehlt daher:

> „Keine Hochfrequenzbeatmung bei Erwachsenen mit ARDS."

17.3 Beatmungsformen der HFV

Die verschiedenen Formen der HFV weisen folgende gemeinsame Charakteristika auf:
- Atemfrequenzen von 60–3000/min,
- Atemhubvolumina entsprechend der Totraumgröße oder darunter.

Derzeit werden klinisch 3 Verfahren eingesetzt.

17.3.1 HFV mit positivem Druck („high frequency positive pressure ventilation", HFPPV)

Sie entspricht im Wesentlichen einer konventionellen Beatmung mit sehr hohen Atemfrequenzen und niedrigen Atemhubvolumina (■ Tab. 17.1) und erfolgt mit speziellen Beatmungsgeräten. Einsatz: Beatmung bei laryngoskopischen oder bronchoskopischen Eingriffen.

☐ **Tab. 17.1**	Formen und Charakteristika der HFV			
Modus	Frequenz (min⁻¹)	Frequenz (Hz)	V_T (ml/ kg KG)	Exspiration
HFPPV	60–120	1–2	3–5	Passiv
HFJV	60–600, meist 100–150	1–10	2–5	Passiv
HFO	180–3.000	3–50	1–3	Aktiv

17.3.2 Hochfrequenzjetbeatmung („high frequency jet ventilation", HFJV)

Sie erfolgt über eine spezielle, meist im Endotrachealtubus inkorporierte Kanüle mit einem Durchmesser von 14–16 gg. Aufgrund der geringen Atemhubvolumina sind die Lungenexkursionen minimal und der Atemwegsspitzendruck relativ niedrig (☐ Tab. 17.1).

- Empfehlungen für die initiale Einstellung des Jetbeatmungsgeräts für die HFJV (nach Standifort)
- Initiale Einstellung:
  - Antriebsdruck (DP): 300 kPa
  - Inspirationszeit: 30 %
  - Frequenz: 150/min
  - F_iO_2: 1,0
  - PEEP: 0–5 mbar
- Blutgasanalyse alle 15 min
- Wenn hypoxisch:
  - PEEP-Erhöhung in Schritten von 3–5 mbar
  - Erhöhung des Antriebsdrucks in kleinen Schritten
  - Erhöhung der Inspirationszeit in 5-%-Schritten bis maximal 40 %

- Wenn hyperoxisch:
  - Reduktion von F_iO_2
  - Reduktion von PEEP
- Wenn hyperkapnisch:
  - Erhöhung des Antriebsdrucks in kleinen Schritten
  - Erhöhung der Inspirationszeit in 5-%-Schritten bis maximal 40 %
  - Erhöhung der Frequenz in Schritten von 10/min bis maximal 250/min (kann bei einzelnen Patienten zum gegenteiligen Effekt führen)
  - Zusätzlich konventionelle Beatmung
- Wenn hypokapnisch:
  - Erniedrigung des Antriebsdrucks in kleinen Schritten
  - Erniedrigung der Inspirationszeit in 5-%-Schritten bis minimal 20 %
  - Erniedrigung der Frequenz in Schritten von 10/min bis maximal 100/min (kann bei einzelnen Patienten gegenteiligen Effekt haben)

17.3.3 Hochfrequenzoszillationsbeatmung („high frequency oscillation ventilation", HFOV)

Bei diesem Verfahren wird das Gasgemisch im Tubus und in den leitenden Atemwegen mit einem Hochfrequenzoszillator (Kolbenpumpe, Lautsprecher oder magnetgesteuerte Geräte) in hochfrequente Schwingungen versetzt (◻ Tab. 17.1). Hierdurch wird die Luft während der Inspiration in die Lungen hineingedrückt und während der Exspiration herausgesaugt und dadurch auch mehr CO_2 eliminiert. Im Gegensatz zu den anderen Formen der Hochfrequenzbeatmung erfolgt bei der HFO die Exspiration aktiv; hierdurch wird eine bessere Elimination von CO_2 erreicht.

Bei der HFO werden v. a. folgende Parameter vom Anwender vorgewählt:

- F_iO_2
- Mittlerer Atemwegsdruck (p_{aw})
- Amplitude (bzw. „driving pressure")
- Oszillationsfrequenz: meist 4–6 Hz bei Erwachsenen, 10–15 Hz bei Neugeborenen

F_iO_2 und mittlerer Atemwegsdruck bestimmen im Wesentlichen die Oxygenierung, Amplitude und Oszillationsfrequenz die Ventilation bzw. CO_2-Elimination.

17.4 Vorteile der HFV

Mögliche Vorteile der HFV im Vergleich mit konventioneller Beatmung sind:

- Geringere Ventilationsamplitude und niedrigere Atemwegsspitzendrücke, dadurch „Ruhigstellung" der Lunge und weniger Lungentraumatisierung; geringere hämodynamische Effekte
- Gleichmäßigere Verteilung der Atemluft in den unteren Atemwegen und günstiger Einfluss auf das gestörte Ventilations-Perfusions-Verhältnis

17.5 Nachteile der HFV

- Ungenügende Anfeuchtung der Atemluft bei einigen Formen der HFV
- Physikalische Schädigung der Schleimhaut mit Nekrotisierungen in den großen Atemwegen durch die hohe Gasgeschwindigkeit

— Gefahr eines zu hohen intrinsischen PEEP durch die starke Verkürzung der Exspirationszeit; dadurch Störungen der CO_2-Elimination, Barotraumatisierung der Lunge und Beeinträchtigung der Herz-Kreislauf-Funktion

> ❯ Die Überwachung ist bei der HFV wesentlich schwieriger als bei konventionellen Beatmungsformen. Oft müssen die Patienten zudem tief sediert oder sogar relaxiert werden.

Weiterführende Literatur

Esan A, Hess DR, Raoof S, George L, Sessler CN (2010) Severe hypoxemic respiratory failure: part 1 – ventilatory strategies. Chest 137:1203–1216

Patronitia N, Bellania G, Pesent A (2011) Nonconventional support of respiration. Curr Opinion Crit Care 17:527–532

Sud S, Sud M, Friedrich JO, Meade MO, Ferguson ND, Wunsch H, Adhikari NK (2010) High frequency oscillation in patients with acute lung injury and Acute Respiratory Distress Syndrome (ARDS): systematic review and meta-analysis. BMJ 340:c2327

Sud S, Sud M, Friedrich JO, Wunsch H, Meade MO, Ferguson ND, Adhikari NK (2013) High-frequency ventilation versus conventional ventilation for treatment of acute lung injury and acute respiratory distress syndrome. Cochrane Database Syst Rev 2013(2):CD004085

Wunsch H, Mapstone J (2004) High-frequency ventilation versus conventional ventilation for treatment of acute lung injury and acute respiratory distress syndrome. Cochrane Database Syst Rev 2004(1):CD004085

ECMO – extrakorporale Lungenunterstützung

© Springer-Verlag GmbH Deutschland, ein Teil von Springer Nature 2019
R. Larsen, T. Ziegenfuß, *Pocket Guide Beatmung*,
https://doi.org/10.1007/978-3-662-59657-9_18

18.1 Prinzip der ECMO (extrakorporale Membranoxygenierung)

Bei allen ECMO-Varianten („extracorporeal membrane oxygenation") wird Blut aus dem venösen oder arteriellen Gefäßsystem in einen Membranoxygenator („künstliche Lunge") geleitet, dort oxygeniert und wieder in das arterielle oder venöse Gefäßsystem zurückgeführt. Das oxygenierte, CO_2-reduzierte Blut aus dem extrakorporalen Kreislauf vermischt sich wieder mit dem Blut des Körperkreislaufs.

18.2 Formen der ECMO

Folgende Varianten sind möglich:
- Venovenöse ECMO
- Arteriovenöse ECMO
- Venoarterielle ECMO: meist nur bei kardiogenem Schock und in der Herzchirurgie eingesetzt; nur noch ausnahmsweise bei ARDS

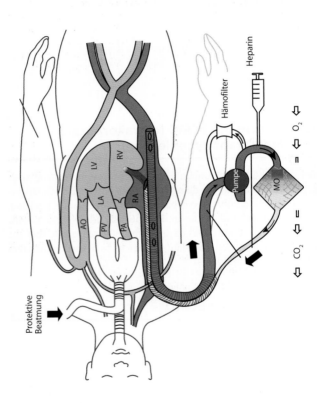

▶ ◼ **Abb. 18.1**   Venovenöse ECMO mit Doppellumenkatheter. Das heparinisierte Blut (PTT ca. 1,5-mal über Normwert) wird über einen in die V. jugularis interna gelegten Doppellumenkatheter aus der V. cava mit einer Zentrifugalpumpe durch den Membranoxygenator (MO) geleitet. Der Rückfluss des oxygenierten Blutes erfolgt über die im rechten Vorhof liegende Öffnung des Doppellumenkatheters. Währenddessen wird der Patient lungenprotektiv beatmet. Vor den MO lässt sich leicht ein Hämofilter zur besseren Flüssigkeitsbilanzierung oder zur Nierenersatztherapie schalten. Alle Komponenten weisen eine antithrombotische Beschichtung auf. (Aus: MacLaren et al. 2012)

18.2.1 Venovenöse ECMO

Das venöse Blut wird über großlumige Katheter in der V. femoralis oder V. jugularis aus dem Gefäßsystem geleitet, durch den Diffusionsmembranoxygenator gepumpt und wieder in das venöse Gefäßsystem zurückgeführt (◼ Abb. 18.1).

Ultraprotektive Beatmung   Durch die extrakorporale Oxygenierung und v. a. die extrakorporale CO_2-Elimination kann die Invasivität der Beatmung deutlich reduziert werden und die schwer geschädigte Lunge sich besser erholen:

- Geringere inspiratorische Sauerstoffkonzentrationen
- Sehr niedrige Atemhubvolumina und niedrige Atemfrequenzen
- Abnahme des pulmonalen Gefäßwiderstands und der Rechtsherzbelastung

18.2.2 Arteriovenöse ECMO

Eine weitere Variante ist die arteriovenöse Lungenunterstützung ohne Pumpe („pumpless extracorporeal lung assist") mit einem sog. „low resistance lung assist device" (LAD). Hierzu gehört der ILA-Membranventilator von Novalung („interventional lung assist", ILA).

Zur arteriovenösen ECMO werden je ein ausreichend großes venöses und arterielles Gefäß kanüliert (V. femoralis und A. femoralis; ■ Abb. 18.2). Durch das arteriovenöse Druckgefälle fließt ein Teil des Herzzeitvolumens (etwa 20–25 %) durch das zwischengeschaltete Gasaustauschmodul. Der Einfluss auf die arterielle Oxygenierung ist gering, da nur ein relativ kleiner Anteil des Herzzeitvolumens mit O_2 angereichert dem venösen Blut beigemischt wird (dabei ist der Einfluss auf die Oxygenierung umso größer, je niedriger die Ausgangs-pS_aO_2 ist). Da aber praktisch das gesamte im Stoffwechsel produzierte CO_2 eliminiert werden kann, lässt sich die Invasivität der Beatmung deutlich reduzieren. Entsprechend wird die ILA-Technik in der Intensivmedizin bei Patienten mit schwerer respiratorischer Azidose (pH-Wert <7,2) eingesetzt. Dagegen ist die schwere Hypoxämie eine Kontraindikation für die ILA.

Ein Nachteil dieses einfachen pumpenlosen Konzepts ist die zum Teil hohe Rate arterieller Gefäßkomplikationen. Ähnlich wie bei der Hämofiltration gibt es daher die Tendenz, die arteriovenöse ILA durch eine pumpengetriebene venovenöse Anwendung zu ersetzen, die „ILA active"; dann aber handelt sich naturgemäß um eine Form der venovenösen ECMO (▶ Abschn. 18.2.1).

18.3 Verfahrensaspekte der ECMO

Auch mit geringem Blutfluss kann eine effektive CO_2-Elimination erreicht werden (etwa mit 10–15 ml/kg KG/min), dagegen ist für eine effektive Oxygenierung ein 4- bis 6-mal höherer Blutfluss erforderlich (50–60 ml/kg KG/min oder mehr), der nur mit einem pumpengetriebenen ECMO-System erreicht werden kann.

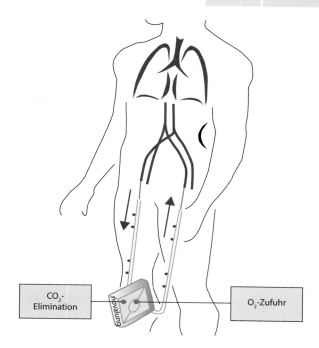

◘ Abb. 18.2 Das „interventional lung system" (ILA; Novalung) liegt – nach Kanülierung einer V. femoralis und einer A. femoralis – zwischen den Beinen des Patienten. In der Kartusche wird das Blut, getrennt durch eine Spezialmembran, von Sauerstoff mit einem Flow von etwa 10 l/min umspült. Dadurch wird im Blut der p_aO_2 erhöht und – bedeutsamer – der pCO_2 erheblich reduziert

Heparinisierung Während früher stets eine Vollheparinisierung erforderlich war, reicht heute meist eine Heparindosierung bis zur Verlängerung der partiellen Thromboplastinzeit (PTT) auf das 1,2- bis 1,8-Fache aus.

18.4 Beatmung unter ECMO

Durch jede Form der ECMO kann die Invasivität der Beatmung reduziert werden. Empfohlen werden beispielsweise:

- Niedriges Hubvolumen: ≤6 ml/kg Idealgewicht, zum Teil bis hinunter zu 2–3 ml/kg Idealgewicht
- p_{max}: <25 mbar
- Niedrige Atemfrequenz: 4–6/min
- Ausreichend hoher PEEP zum Offenhalten der Lunge: 10–20 mbar
- F_iO_2-Reduktion auf <0,6

18.5 Indikationen für die ECMO

ECMO wird bei schwerem ARDS, kardiogenem Schock, zur Überbrückung für Herz- oder Herz-Lungen-Transplantation (Bridging) sowie bei Hypothermie mit Kreislaufstillstand eingesetzt. Die Extracorporal Life Support Organization (ELSO) hat 2013 folgende Leitlinien zur Indikation und Durchführung von ECMO publiziert:

1. Zu erwägen beim hypoxämischen Atemversagen jeder Ursache (primär oder sekundär), wenn das Letalitätsrisiko 50 % oder mehr beträgt. Indiziert, wenn das Letalitätsrisiko 80 % oder mehr beträgt.
   a) Ein 50 %-iges Letalitätsrisiko besteht bei einem $p_aO_2/F_iO_2 < 150$, bei einer F_iO_2 von >90 % und/oder einem Murray-Score von 2–3.
   b) Ein 80 %-iges Letalitätsrisiko besteht bei einem $p_aO_2/F_iO_2 < 100$, bei einer F_iO_2 von >90 % und/oder einem Murray-Score von 3–4 trotz optimaler Behandlung für 6 h oder mehr.
2. CO_2-Retention unter maschineller Beatmung trotz hohem Plateaudruck (>30 cm H_2O)

3. Schweres Luft-Leckage-Syndrom
4. Intubation erforderlich bei Patienten auf der Warteliste zur Lungentransplantation
5. Unmittelbares Herz-Kreislauf- oder Lungenversagen (PAE, blockierte Atemwege trotz optimaler Behandlung)
6. Neugeborene: potenzielle Indikationen: Mekonium-aspiration, Atemnotsyndrom, Sepsis, persistierender fetaler Kreislauf, angeborene Herzfehler, persistierender fetaler Kreislauf, kongenitale Zwerchfellhernie (CDH)

> **Empfehlungen der AWMF-S3-Leitlinie**
> - bei schwerem ARDS *und* therapierefraktärer Hypoxämie: venovenöse ECMO **nur als Rescue-Therapie.**
> - bei akuter respiratorischer Insuffizienz und therapierefraktärer Hyperkapnie mit ausgeprägter respiratorischer Azidose: venvenöse ECMO zu erwägen (Empfehlungsgrad schwach)

18.6 Kontraindikationen der ECMO

Laut ELSO gibt es keine absoluten Kontraindikationen für eine ECMO, sondern nur relative:

- Maschinelle Beatmung an der Einstellungsgrenze: $F_iO_2 > 90\ \%$, Plateaudruck >30 cm H_2O für 7 Tage oder mehr
- Erhebliche medikamentöse Immunsuppression (absolute Neutrophilenzahl <400/mm³)
- ZNS-Blutung, frisch oder zunehmend
- Nicht heilbare Komorbidität wie erhebliche ZNS-Schäden oder terminale Malignome
- Alter: keine spezifische Kontraindikation, jedoch zunehmende Risiken mit steigendem Alter erwägen

18.7   Komplikationen der ECMO

Zu den wichtigsten Komplikationen der ECMO gehören folgende:
- Gefäßkomplikationen (je nach Gefäßzugang, besonders bei arterieller Kanülierung)
- Blutungen, inklusive intrakraniellen Blutungen
- Thromboembolien
- Infektionen

18.8   Klinische Bewertung der ECMO

ECMO sollte nur in Schwerpunktkliniken mit entsprechender Erfahrung angewandt werden (S3-Leitlinie: mindestens 20 ECMO-Anwendungen/Jahr). Die Überlebenswahrscheinlichkeit eines mit ECMO behandelten erwachsenen ARDS-Patienten beträgt laut ELSO-Register 52 %.

Weiterführende Literatur

AWMF. S3-Leitlinie Invasive Beatmung und Einsatz extrakorporaler Verfahren bei akuter respiratorischer Insuffizienz, 1. Aufl., Langversion, Stand 04.12.2017. ▶ https://www.awmf.org/uploads/tx_szleitlinien/001-021l_S3_Invasive_Beatmung_2017-12.pdf
Extracorporeal Life Support Organization (ELSO) (2012) ECMO – extracorporeal cardiopulmonary support in critical care, 4. Aufl. ELSO, Plymouth
Extracorporeal Life Support Organization (ELSO) (2013a) General Guidelines for all ECLS Cases. Version 1.3. Stand: November 2013. ▶ http://www.elso.org/Portals/0/IGD/Archive/FileManager/929122ae88cusersshyerdocumentselsoguidelinesgeneralallelclsversion1.3.pdf. Zugegriffen: 16. Okt. 2016

Extracorporeal Life Support Organization (ELSO) (2013b) ELSO Adult Respiratory Failure Supplement to the ELSO General Guidelines. Version 1.3. Stand: Dezember 2013. ► http://www.elso.org/Portals/0/IGD/Archive/FileManager/989d4d4d14cuersshyerdocumentselsoguidelinesforadultrespiratoryfailure1.3.pdf. Zugegriffen: 16. Okt. 2016

MacLaren G, Combes A, Bartlett RH (2012) Contemporary extracorporeal membrane oxygenation for adult respiratory failure: life support in the new era. Intensive Care Med 38:210–222

NIV – nichtinvasive Beatmung

© Springer-Verlag GmbH Deutschland, ein Teil von Springer Nature 2019
R. Larsen, T. Ziegenfuß, *Pocket Guide Beatmung*,
https://doi.org/10.1007/978-3-662-59657-9_19

Die nichtinvasive Beatmung erfolgt über eine Gesichtsmaske. Sie wird für die Behandlung der akuten respiratorischen Insuffizienz eingesetzt, um die Komplikationen der invasiven Beatmung zu vermeiden.

19.1 Heimbeatmung

Folgende Grade der erforderlichen respiratorischen Unterstützung werden unterschieden:

- **Grad 1:** Maschinelle Unterstützung nur notwendig bei akuter Erkrankung oder nach Operationen.
- **Grad 2:** Maschinelle Unterstützung regelmäßig während des Schlafes erforderlich.
- **Grad 3:** Maschinelle Unterstützung regelmäßig während des Schlafes und einige Stunden am Tag notwendig.
- **Grad 4:** Maschinelle Unterstützung ständig erforderlich.

Bei Grad 2 und 3 soll durch die NIV v. a. eine nächtliche Hypoventilation mit Hypoxie vermieden werden. Außerdem soll während der Nacht die ermüdete Atemmuskulatur entlastet werden, damit der Patient tagsüber effizienter spontan atmen kann. Bei Grad 4 ist die NIV nicht mehr sinnvoll, vielmehr muss ein Tracheostoma angelegt werden.

19.1.1 Indikationen

- Alveoläre Hypoventilation durch Störungen des Atemantriebs (z. B. Schlafapnoesyndrom, Undine-Syndrom, Pickwick-Syndrom)
- Hohe Querschnittlähmung
- Poliomyelitis
- Beidseitige Phrenikusparese
- Neuromuskuläre Erkrankungen
- Schwere Skoliose oder andere deformierende Brustkorberkrankungen
- Amyotrophe Lateralsklerose
- COPD

19.2 NIV in der Intensivmedizin

Die NIV als Therapie der ARI mit einem pH-Wert von <7,30 sollte auf der Intensivstation oder in der Notaufnahme erfolgen (S3-Leitlinie). NIV vermindert die Atemarbeit und wird daher v. a. beim Versagen der Atempumpe (Pumpversagen) eingesetzt. Dagegen ist NIV bei primärer Hypoxämie durch ein Lungenversagen ohne Beeinträchtigung der Atempumpe nicht indiziert, weil hierbei die Kollapsneigung und Atelektasenbildung im Vordergrund stehen und daher ein hoher transpulmonaler Druck erforderlich ist.

Mit NIV können zahlreiche Nachteile und Komplikationen der Langzeitintubation und invasiven Beatmung vermieden werden. Hierzu gehört v. a. die ventilatorassoziierte (tubusassoziierte) Pneumonie, VAP. Weitere Vorteile sind:

- Reduktion der Intubationshäufigkeit
- Abnahme nosokomialer Infektionen
- Verkürzung der Intensivbehandlungsdauer
- Senkung der Letalitätsrate

19.2.1 Indikationen der NIV

Die möglichen Indikationen für eine nichtinvasive Beatmung sind (◘ Tab. 19.1):

- Akute Exazerbation einer COPD (AECOPD) bzw. hyperkapnische ARI: Beatmungstherapie der Wahl, sofern keine Kontraindikationen (► Abschn. 19.2.2) vorliegen
- Kardial bedingtes Lungenödem: entlastet das Herz, unterstützt die Ventilation und Oxygenierung
- Akute respiratorische Insuffizienz anderer Ursache

19.2.2 Kontraindikationen der NIV

Kontraindikationen nach S3-Leitlinie zur NIV (AWMF 2017) sind folgende:

- Absolute Kontraindikationen:
    - Fehlende Spontanatmung, Schnappatmung
    - Fixierte oder funktionelle Verlegung der Atemwege
    - Gastrointestinale Blutung
    - Ileus
    - Nicht hyperkapnisch bedingtes Koma, schwere Vigilanzstörung
    - Aspirationsgefahr

◪ **Tab. 19.1**   Indikationen und Empfehlungsstärke für den Einsatz der nichtinvasiven Beatmung (NIV) zur Therapie von Krankheitsbildern mit akuter respiratorischer Insuffizienz. (ARI; nach S3-Leitlinie zur NIV, AWMF 2015)

Indikationen	Empfehlungsstärke
– akute COPD-Exazerbation (AECOPD) – Akutes kardiales Lungenödem – ARI bei immunsupprimierten Patienten – Entwöhnung vom Beatmungsgerät bei Patienten mit COPD	Hoch (mehrere kontrollierte Studien)
– Postoperatives respiratorisches Versagen – Vermeidung des Extubationsversagens – Anweisung, nicht zu intubieren	Mittel (wenige kontrollierte Studien)
– ARDS – Trauma – Zystische Lungenfibrose	Schwach bis nicht zu empfehlen

— Relative Kontraindikationen (= im Einzelfall unter Intubationsbereitschaft einsetzbar):
  — Hyperkapnisches Koma
  — Erhebliche Agitation
  — Ausgeprägter Sekretverhalt trotz Bronchoskopie
  — Schwergradige Hypoxämie oder Azidose (pH <7,1)
  — Hämodynamische Instabilität (kardiogener Schock, Myokardinfarkt)

— Anatomische und/oder subjektive Schwierigkeiten hinsichtlich des Beatmungszugangs
— Zustand nach chirurgischem Eingriff im oberen Gastrointestinaltrakt

19.2.3 Unterschiede zwischen NIV und invasiver Beatmung

In ◻ Tab. 19.2 sind die wesentlichen Unterschiede zwischen NIV und invasiver Beatmung zusammengestellt.

19.3 NIV mit „positivem" Druck: NIPPV

In der Intensivmedizin wird für NIV bevorzugt die Positivdruckbeatmung mit inspiratorischer Druckunterstützung (assistierender Modus) und PEEP eingesetzt.

Die Verbindung des Patienten mit dem Beatmungsgerät kann über 4 verschiedene Systeme erfolgen, die alle spezifische Vor- und Nachteile aufweisen (◻ Tab. 19.3). Die Mund-Nasen-Maske (= „normale" Maske) wird am häufigsten eingesetzt; die Nasenmaske schränkt zwar den Patienten am wenigsten ein, versagt aber häufiger als andere NIV-Formen.

19.3.1 Voraussetzungen für NIPPV

Für den sicheren Einsatz der NIV müssen folgende Bedingungen erfüllt sein:
— Komfortabler und dichter Sitz der Maske
— Wacher und kooperativer Patient
— Erhaltener Atemantrieb und funktionierende Schutzreflexe (Schlucken, Husten)

◘ Tab. 19.2 Charakteristika der invasiven und nichtinvasiven Beatmung. (Nach S3-Leitlinie zur NIV, AWMF 2015)

Komplikationen und klinische Aspekte	Nichtinvasive Beatmung	Invasive Beatmung
Beatmungsgerät- (Tubus-) assoziierte Pneumonie	Selten	Häufig
Tubusbedingte zusätzliche Atemarbeit	Nein	Ja
Tracheale Früh- und Spätschäden	Nein	Ja
Sedierung notwendig	Selten erforderlich	Häufig erforderlich
Intermittierende Applikation möglich	Häufig	Selten
Effektives Husten möglich	Ja	Nein
Essen und Trinken möglich	Ja	Erschwert
Kommunikation möglich	Ja	Erschwert
Aufrechte Körperposition	Häufig möglich	Nur begrenzt realisierbar
Aerophagie	Gelegentlich	Kaum
Schwierige Entwöhnung vom Respirator	Selten	10–20 %
Zugang zu den Atemwegen	Erschwert	Direkt
Druckstellen im Gesichtsbereich	Gelegentlich	Nein
CO_2-Rückatmung	Selten	Nein
Leckage	Oft	Kaum

Tab. 19.3 Vor- und Nachteile gebräuchlicher Beatmungszugänge bei NIV. (Nach S3-Leitlinie zur NIV, AWMF 2015)

Aspekt	Mund-Nasen-Maske	Gesichtsmaske	Nasenmaske	Helm
Mundleckage	+	+	–	+
Volumenmonitoring	+	+	–	–
Initialer Effekt auf die Blutgase	+	+	0	0
Sprechen	–	–	+	0
Expektoration	–	–	+	–
Aspirationsrisiko	–	–	+	+
Aerophagie	0	0	+	0
Klaustrophobie	0	0	+	0
Totraum	0	–	+	–
Lärm	+	+	+	–

+ = Vorteil; – = Nachteil; 0 = neutral

- Keine ausgeprägte hämodynamische Instabilität
- Keine größeren Verletzungen im Gesichtsbereich
- Intensive ärztliche und pflegerische Anleitung und Überwachung des Patienten
- Möglichkeit der sofortigen endotrachealen Intubation

19.3.2 Beatmungsformen für die NIPPV

Grundsätzlich lässt sich jeder auch sonst verfügbare Atemmodus mit NIV über eine Maske verabreichen. Besonders gebräuchlich sind folgende Formen:

- CPAP (sog. „Masken-CPAP") zur Therapie von Störungen der Oxygenierung, erniedrigter Compliance, Atelektasen, nächtlicher Obstruktion der oberen Atemwege und akuter Exazerbation obstruktiver Lungenerkrankungen (Asthma, COPD).
- PSV, BiPAP („bilevel positive airway pressure"), PAV („proportional assist ventilation") und CMV bei Ventilationsstörungen, Schlafapnoesyndromen sowie zusammen mit einem PEEP bei den unter CPAP erwähnten respiratorischen Störungen. **PSV** mit PEEP sollte bevorzugt werden.
- Ein ausschließlich kontrollierter Beatmungsmodus ist meist nur beim stärker sedierten Patienten möglich.

19.3.3 Erfolgsbeurteilung der NIPPV

Intensivpatienten unter NIV müssen engmaschig klinisch beobachtet und eingeschätzt werden. Der Erfolg wird durch pulsoxymetrisches Monitoring und regelmäßige Blutgasanalysen überprüft und sollte innerhalb der erste 1–2 h nach NIV-Beginn eintreten. Als **Erfolgskriterien** gelten:

- Zunahme der alveolären Ventilation (Abnahme des p_aCO_2)
- Verbesserung der Oxygenierung (S_aO_2 90 %)
- Entlastung der Atempumpe (Abnahme von Atem- und Herzfrequenz)
- Subjektive Besserung, insbesondere Abnahme der Dyspnoe

Sogenannte „initiale" Erfolgskriterien sind:
- Arterieller pH-Wert: Anstieg auf $\geq$7,35
- Ventilation: p_aCO_2-Abfall um >15–20 %
- Oxygenierung: Anstieg der S_aO_2 auf 90 %
- Abfall der Atemfrequenz um 20 %
- Normale Bewusstseinslage
- Subjektive Besserung

19.4 Misserfolg, Abbruchkriterien und Gefahren

Auch wenn die NIV anfänglich erfolgreich ist, kann sich im weiteren Verlauf noch nach Tagen ein Therapieversagen entwickeln, das rechtzeitig erkannt werden muss.

Kriterien des **späten NIV-Versagens** sind:
- Abfall des pH-Werts <7,35 mit Anstieg des p_aCO_2 um >15–20 %
- Dyspnoe
- Bewusstseinstrübung

19.4.1 Abbruch der NIV

Bei folgenden Zeichen muss grundsätzlich ein Abbruch der NIV erwogen werden:
- S_aO_2: <85 %, trotz F_iO_2 >0,5
- Anstieg des p_aCO_2 über den Ausgangswert mit Abfall des arteriellen pH-Werts

- Erhebliche Störungen der Kooperation
- Progrediente Bewusstseinsverschlechterung
- Nicht beherrschbare Aerophagie
- Nicht beherrschbare Maskenprobleme (Hautschäden)
- Schwere Aspiration

Stabilisiert sich der Patient mit akuter Ateminsuffizienz unter NIV nicht ausreichend, muss das weitere Vorgehen anhand folgender Grundfragen kritisch überprüft werden:
1. Stimmt die Indikation?
2. Besteht eine Fehlfunktion durch falschen Aufbau des Systems oder falsches Material?
3. Sind der Beatmungsmodus und die Einstellung des Beatmungsgerätes richtig gewählt?

10–15 % der NIV-Patienten müssen endotracheal intubiert und invasiv beatmet werden.

- **Hauptkriterien für den Abbruch der NIV und für die endotracheale Intubation**
- Atemstillstand
- Atempausen mit Bewusstseinsverlust oder Schnappatmung
- Psychomotorische Agitiertheit mit der Notwendigkeit zur starken Sedierung
- Bradykardie (Herzfrequenz <50/min)
- Hämodynamische Instabilität mit p_{syst} <70 mm Hg

- **Nebenkriterien**
- Atemfrequenz >35 bzw. höher als bei Aufnahme
- Arterieller pH-Wert <7,30 bzw. geringer als bei Aufnahme
- p_aO_2 <45 mm Hg trotz O_2-Gabe
- Progrediente Bewusstseinseintrübung

❯ Die Intubation ist bei Vorliegen auch nur eines Hauptkriteriums sofort erforderlich und nach etwa 1 h bei Weiterbestehen zweier Nebenkriterien.

19.4.2 Gefahren der NIV

Zu den wichtigsten Komplikationen der NIV gehören:
- Verletzungen der Gesichtshaut durch den Maskendruck
- Undichtigkeiten der Maske
- Klaustrophobische Reaktionen des Patienten
- Überblähung des Magens
- Erbrechen und pulmonale Aspiration

❯ Die Hauptrisiken der NIV entstehen durch die fehlende Sicherung der oberen Atemwege.

Um diese Risiken zu mindern, sollten der PEEP auf ca. 10 mbar und der inspiratorische Spitzendruck auf etwa 25 mbar begrenzt werden und außerdem eine kontinuierliche Überwachung des Patienten gewährleistet sein.

19.5 NIV beim akuten Atemversagen

Vor Beginn einer NIV sind Kontraindikationen wie komplizierende Begleiterkrankungen auszuschließen. Dann kann in folgender Weise vorgegangen werden:
- Dem Patienten das Verfahren erklären und in halbsitzende Position bringen (reduziert die Atemarbeit).
- Maske zunächst mit der Hand aufsetzen.
- Bei dichtem Sitz die Maske mit Bandkonstruktion am Kopf befestigen.
- Zur Nahrungsaufnahme und zum Sprechen: NIV unterbrechen.

- Oft reichen nach Stabilisierung des Patienten intermittierende Anwendungen aus, z. B. über Nacht oder pro
  Stunde 15 min.
- Kontrolle der Blutgaswerte nach 30, 60 und 120 min; die
  kontinuierliche Überwachung der pS_aO_2 wird empfohlen.

19.5.1 Klinische Bewertung der NIV bei akutem Atemversagen

In der S3-Leitlinie zur NIV (AWMF 2015) werden folgende
Kernaussagen getroffen:
- Wenn möglich, soll die NIV der invasiven Beatmung vor-
  gezogen werden.
- Die größten Vorteile hat die NIV beim hyperkapnischen
  Atemversagen.
- Die wichtigsten Verlaufsparameter sind: p_aCO_2, arterieller
  pH-Wert, Atemfrequenz, Dyspnoe und Vigilanz. Sie müssen
  während der ersten 2 h der NIV eine Tendenz zur Besserung
  zeigen.
- Ein NIV-Versagen kann frühzeitig, aber auch nach einigen
  Tagen auftreten. Es muss rechtzeitig erkannt und umgehend
  mit Intubation und maschineller Atemunterstützung
  behandelt werden.

Die hypoxämische akute respiratorische Insuffizienz (ARI) sollte
nur bei ausgewählten Patienten und unter streng kontrollierten
Bedingungen mit NIV therapiert werden.

Weiterführende Literatur

AWMF (2015) S3-Leitlinie Nichtinvasive Beatmung als Therapie der akuten respiratorischen Insuffizienz, herausgegeben von der Deutschen Gesellschaft für Pneumologie und Beatmungsmedizin. AWMF-Registernummer 020-004. Stand: 10.07.2015, gültig bis 31.12.2019. ► http://www.awmf.org/leitlinien/detail/ll/020-004.html. Zugegriffen: 16. Okt. 2016

AWMF (2017) S2k – Leitlinie Nichtinvasive und invasive Beatmungals Therapie der chronischen respiratorischen Insuffizienz. Revision 2017. ► https://www.awmf.org/uploads/tx_szleitlinien/020-008l_S2k_NIV_Nichtinvasive_invasive_Beatumung_Insuffizienz_2017-10.pdf

Esquinas Rodriguez AM, Papadakos PJ, Carron M, Cosentini R, Chiumello D (2013) Clinical review: helmet and non-invasive mechanical ventilation in critically ill patients. Crit Care 17:223

Schönhofer B (2010) Nicht-invasive Beatmung – Grundlagen und moderne Praxis, 2. Aufl. UNI-Med, Bremen

Beatmungsindikationen und Wahl der Atemunterstützung

© Springer-Verlag GmbH Deutschland, ein Teil von Springer Nature 2019
R. Larsen, T. Ziegenfuß, *Pocket Guide Beatmung*,
https://doi.org/10.1007/978-3-662-59657-9_20

20.1 Ziele der Atemtherapie

Basisindikation für die Atemtherapie ist die **akute respiratorischen Insuffizienz** (▶ Kap. 1). Unterschieden werden 2 Formen:

- Lungenparenchymversagen bzw. Oxygenierungsversagen oder hypoxämisches Lungenversagen
- Atempumpversagen bzw. Ventilationsversagen oder hyperkapnisches Lungenversagen

20.1.1 Physiologische Ziele der Beatmung

Die wichtigsten physiologischen Ziele der Atemtherapie sind folgende:

- Sicherstellung der Oxygenierung des arteriellen Blutes: p_aO_2 (S_aO_2 und C_aO_2)
- Ausreichende alveoläre Ventilation: p_aCO_2 und pH_a-Wert

- **Ziele der Beatmung (nach Tobin 2012)**
- Verbesserung des pulmonalen Gasaustausches:
  - Beseitigung einer Hypoxämie: Behandlung von Störungen der Oxygenierung
  - Verbesserung einer akuten respiratorischen Azidose: Behandlung von Störungen der Ventilation
- Beseitigung von Atemnot:
  - Senkung des O_2-Bedarfs der Atemmuskulatur
  - Unterstützung der ermüdeten Atemmuskulatur
- Verbesserung der Druck-Volumen-Beziehung der Lunge:
  - Vorbeugung und Wiedereröffnung von Atelektasen
  - Verbesserung der Compliance
  - Verhinderung weiterer Lungenschäden
  - Förderung der Lungen- und Atemwegheilung
  - Vermeidung von Komplikationen

- **Zielgrößen**
- Zielgröße der **Oxygenierung** ist ein p_aO_2 von >60 mm Hg bzw. eine S_aO_2 von >90 %
- Zielgrößen der alveolären **Ventilation** sind in der Regel p_aCO_2-Werte zwischen 35 und 45 mm Hg bzw. normale arterielle pH_a-Werte von 7,35–7,45. Bei PHC werden hohe bis sehr hohe p_aCO_2-Werte toleriert, bei kontrollierter Hyperventilation niedrige gezielt herbeigeführt, um den intrakraniellen Druck zu senken.

20.1.2 Klinische Ziele der Beatmung

Die maschinelle Beatmung kann die versagende Atmung nur **unterstützen**, die ihr zugrunde liegende Lungenerkrankung dagegen nicht beeinflussen.

Die 3 klinischen Hauptziele der Beatmung sind:

- Beseitigung einer Hypoxämie (p_aO_2 <60 mm Hg, SaO_2 <90 %): Maßnahmen: Steigerung der alveolären Ventilation, Erhöhung des Lungenvolumens bzw. der FRC, Erhöhung der inspiratorischen O_2-Konzentration, Senkung des O_2-Verbrauchs
- Korrektur einer signifikanten respiratorischen Azidose (pH_a-Wert <7,2) durch Steigerung der Ventilation
- Behandlung der Atemnot durch maschinelle Unterstützung der Atmung

Weitere Gründe für eine Unterstützung der Atemfunktion sind:

- Atelektasen
- Ermüdung der Atemmuskulatur („respiratory muscle fatigue"), z. B. bei schwerer COPD
- Starke Sedierung und Muskelrelaxierung
- Senkung des systemischen oder myokardialen O_2-Bedarfs bei bestimmten Krankheitszuständen wie schwerer Herzinsuffizienz, Sepsis und ARDS
- Senkung des intrakraniellen Drucks durch kontrollierte maschinelle Hyperventilation
- Stabilisierung des Thorax bei Thoraxtraumen mit hochgradig instabilem Thorax („flail chest")

20.1.3 Kurzzeit- und Langzeitbeatmung

Die Ziele der Beatmung gelten für die kurzfristige Beatmung (<48 h) ebenso wie für die Langzeitbeatmung (>48 h). Die Langzeitbeatmung ist aber risikoreicher als die Kurzzeitbeatmung:

- Höhere Rate an Tubuskomplikationen mit zunehmender Liegedauer

— Zunahme von Beatmungskomplikationen: Infektionen (Beatmungspneumonie), Lungenschädigung durch Baro- und Volumentrauma

— Entwöhnung vom Beatmungsgerät häufig schwieriger als nach Kurzzeitbeatmung

20.2 Indikationen für die maschinelle Beatmung

Ob ein Patient maschinell beatmet werden muss, hängt v. a. von folgenden Faktoren ab:

— Grunderkrankung

— Schwere der Gasaustauschstörung

20.2.1 Grunderkrankung

Das akute Versagen der Atmung („acute respiratory failure", ARF) bzw. die akute respiratorische Insuffizienz (ARI) – pulmonal oder extrapulmonal bedingt – ist die grundlegende Indikation für eine Beatmung.

■ **Extrapulmonale Indikationen für die Beatmung und Atemtherapie**

— Atemstillstand

— Zentrale Atemlähmung durch Opioide, Sedativa, Anästhetika

— Zerebrale Erkrankungen: Schädel-Hirn-Trauma, Hirnödem,Hirnblutung,Hirntumor

— Periphere Atemlähmung oder Atembehinderung: Muskelrelaxanzien, instabiler Thorax, neurologische Erkrankungen

— Schock (kardiogen, hypovolämisch), kardiopulmonale Reanimation

- Polytrauma
- Durchführung einer Allgemeinnarkose
- Akzidentelle oder kontrollierte Hypothermie

- **Pulmonale Indikationen für die Beatmung und Atemtherapie**
- Erkrankungen der Atemwege:
  - Status asthmaticus
  - Akut exazerbierte COPD (AECOPD)
- Erkrankungen des Lungenparenchyms:
  - ARDS
  - RDS bei Neugeborenen
  - Pneumonie
  - Atelektasen
  - Aspiration
  - Beinaheertrinken

20.2.2 Schwere der Gasaustauschstörung

Bei schweren Störungen des pulmonalen Gasaustausches muss die Atmung maschinell unterstützt werden. Der Schweregrad einer pulmonalen Gasaustauschstörung lässt sich klinisch einschätzen und durch eine Blutgasanalyse objektivieren.

20.2.3 Klinische Zeichen der respiratorischen Insuffizienz

- Tachypnoe
- Bradypnoe
- Orthopnoe
- Dyspnoe
- Einsatz der Atemhilfsmuskulatur

- Schaukelatmung (paradoxe Atmung, Froschbauchatmung)
- Schwierigkeiten zu sprechen (Kurzatmigkeit)
- Zyanose
- Kaltschweißigkeit
- Psychomotorische Unruhe
- Tachykardie, Hypertonie

> **Akut lebensbedrohliche Atemstörungen sind allein aufgrund klinischer Zeichen zu erkennen und erfordern die sofortige Beatmung; eine Blutgasanalyse vor Beginn der Therapie ist nicht notwendig.**

20.2.4 Wann soll mit der Beatmung begonnen werden?

Die Indikation für eine maschinelle Beatmung kann nicht anhand fester Ober- oder Untergrenzen von arteriellen Blutgaswerten oder aufgrund anderer Lungenparameter gestellt werden. In ◼ Tab. 20.1 sind Leitgrößen für die Beatmung zusammengestellt.

Mit der Beatmung sollte möglichst begonnen werden, bevor sich eine respiratorische Dekompensation mit Hypoxämie und Azidose entwickelt. Ist eine akute respiratorische Insuffizienz zu erwarten oder sehr wahrscheinlich, sollte frühzeitig beatmet werden.

20.3 Durchführung der Beatmung

Die Invasivität der Atem- und Respiratortherapie richtet sich v. a. nach dem Schweregrad der respiratorischen Insuffizienz. Grundsätzlich sollte so wenig invasiv wie möglich vorgegangen werden.

◻ Tab. 20.1 Leitgrößen für die Indikation zur Beatmung und Atemtherapie ($F_IO_2 = 0,21$)

Parameter	Normwerte ohne Beatmung	Nichtinvasive Atemtherapie	Beatmung
Atemfrequenz	12–25	25–35	>35
Vitalkapazität (ml/kg KG)	30–70	15–30	<15
Inspirations-kraft (Sog) (mbar)	50–100	25–50	<25
Einsekunden-kapazität FEV_1 (ml/kg KG)	50–60	10–50	<10
p_aO_2 (mm Hg)	75–100 (bei Raumluft)	<75 (bei Raumluft)	<60 bei O_2-Insuff-lation über Maske oder Nasen-sonde
p_aCO_2 (mm Hg)	35–45	45–55	>55

Konzept der schrittweise zunehmenden Invasivität der Atemunterstützung (mod. nach Benzer und Koller 1987)
— Atemtherapie (z. B. inzentive Spirometrie)
— Nichtinvasive Atemhilfe (z. B. O_2-Zufuhr über Maske oder Sonde)
— Nichtinvasive (Be)atmung über Maske oder Helm (z. B. Masken-CPAP, Masken-PSV) oder CPAP über Tubus

- Partielle Beatmung (z. B. PSV, BIPAP, SIMV, MMV, APRV): druck- oder volumenunterstützt
- Kontrollierte Beatmung (CMV): druck- oder volumenkontrolliert
- Unkonventionelle Methoden (z. B. HFV, ECLA)

20.3.1 Wahl der Beatmungsmodi und Beatmungsmuster

Die Wahl des Atemmodus und des Atemmusters hängt von den zugrunde liegenden Störungen der Atemfunktion sowie der apparativen Ausstattung und den jeweils bevorzugten Verfahren auf den einzelnen Intensivstationen ab.

Beatmungsmodus   Partielle Atemmodi wie PSV, MMV und PAV sind für den Patienten oft angenehmer als CMV oder A/C, besonders wenn dadurch auf eine komplikationsträchtige Sedierung ohne oder mit Muskelrelaxierung verzichtet werden kann.

Beatmungsmuster   Das Vorgehen bei der Beatmung richtet sich nach der zugrunde liegenden Gasaustauschstörung. Bei schweren restriktiven und obstruktiven Lungenerkrankungen sollten **druckbegrenzte Verfahren** mit einem oberen Atemwegdruck um 30 mbar oder volumenbegrenzte Verfahren mit einem Hubvolumen von 6–8 ml/kg Idealgewicht eingesetzt werden. Restriktive Erkrankungen erfordern zudem einen ausreichend hohen endexspiratorischen Druck, obstruktive eine ausreichend lange Exspirationszeit.

Bei der Wahl des Atemmodus und der Einstellung des Atemmusters muss berücksichtigt werden, ob vorwiegend die

Oxygenierung oder die alveoläre Ventilation gestört ist. Nicht selten liegen beide Störungen gemeinsam vor. Nachfolgend ist das praktische Vorgehen zusammengefasst.

20.3.2 Differenziertes Vorgehen bei Störungen der Oxygenierung und Ventilation

Primäre Oxygenierungsstörung p_aO_2 erniedrigt und p_aCO_2 erniedrigt oder unverändert*
— Erhöhung der F_iO_2
— Vergrößerung der FRC durch:
  — Erhöhung des $PEEP_e$
  — Erhöhung des $PEEP_i$ (IRV, APRV)
— Lung-Recruitment-Manöver erwägen
— Beatmung in Bauchlage erwägen
— In schweren Fällen erwägen: HFV (HFO), ECMO

Primäre Störungen der alveolären Ventilation und sekundäre Oxygenierungsstörung (hyperkapnische Hypoxämie) p_aCO_2 erhöht bzw. p_aCO_2 erhöht und p_aO_2 erniedrigt.
— Erhöhung der F_iO_2 zur Behandlung/Verhinderung einer Hypoxie
— Steigerung der alveolären Ventilation durch Erhöhung des Hubvolumens:
  — Bei volumenkontrollierten Modi und druck-kontrolliert-volumenkonstanten Modi: direkte Erhöhung von V_T
  — bei druckkontrollierten Modi: indirekte Erhöhung von V_T durch Erhöhung von p_{max} (bzw. des „driving pressure", also der Differenz zwischen p_{max} und PEEP)
— Steigerung der alveolären Ventilation durch Erhöhung der Atemfrequenz
— Steigerung der alveolären Ventilation durch direkte Anwahl eines erhöhten Atemminutenvolumens (bei ASV)

— Vor allem bei ARDS und schwerer obstruktiver Ventilationsstörung: PHC erwägen

* Beachte jedoch: Auch bei primären Oxygenierungsstörungen
kann der p_aCO_2 im Verlauf deutlich ansteigen.

20.4 Störungen der Oxygenierung

Kennzeichen der Oxygenierungsstörung ist der Abfall des p_aO_2.
Der p_aCO_2 ist normal oder erniedrigt (primäre Oxygenierungsstörung) oder aber erhöht (sekundäre Oxygenierungsstörung).

20.4.1 Ursachen

Zu den wichtigsten Ursachen von Oxygenierungsstörungen gehören
folgende:
— Zu geringe alveoläre O_2-Konzentration bzw. Atmung hypoxischer
  Gasgemische bei Gerätedefekten oder menschlichen Fehlern
— Hypoventilation unter Raumluftatmung
— Störungen des Ventilations-Perfusions-Verhältnisses, meist
  durch erniedrigte FRC und dadurch bedingter Abnahme der
  Gasaustauschfläche

Diffusionsstörungen spielen klinisch eine untergeordnete Rolle.

20.4.2 Behandlung

Ein erniedrigter p_aO_2 kann durch folgende Maßnahmen
behandelt werden:
— Erhöhung der inspiratorischen Sauerstoffkonzentration bzw.
  der F_iO_2

- Steigerung der Ventilation
- Erhöhung der FRC durch extrinsischen PEEP
- Erhöhung der FRC durch intrinsischen PEEP
- adjuvante Maßnahmen wie Lagerungstherapie, NO-Inhalation und Sekretentfernung

Beruht die Oxygenierungsstörung v. a. auf einem **wahren Rechtslinks-Shunt**, kann der p_aO_2 durch eine Erhöhung der F_iO_2 kaum gesteigert werden. Bei $\dot{V}/\dot{Q}$-Störungen mit noch vorhandener alveolärer Belüftung (funktioneller Shunt; $\dot{V}/\dot{Q} > 0$, aber $< 0{,}1$) bewirkt eine Erhöhung der F_iO_2 jedoch eine deutliche Steigerung des p_aO_2. Da bei Oxygenierungsstörungen häufig Bezirke mit funktionellem und wahrem Shunt nebeneinander bestehen, sollte nicht nur ein PEEP eingestellt, sondern auch die inspiratorische O_2-Konzentration erhöht werden.

> **Therapeutisches Ziel bei Oxygenierungsstörungen ist ein $p_aO_2 > 60$ mm Hg bei einer $F_iO_2 < 0{,}6$.**

Kann das Blut durch konventionelle und alternative Beatmungsmethoden nicht ausreichend oxygeniert werden, sollten unkonventionelle Verfahren wie HFV oder ECMO erwogen werden.

20.5 Störungen der Ventilation

Unabhängig von der Ursache ist bei allen Ventilationsstörungen die alveoläre Ventilation bzw. die Elimination von Kohlendioxid aus dem arteriellen Blut vermindert. Dadurch steigt der p_aCO_2 an. Bei Atmung von Raumluft führen Ventilationsstörungen auch zum Abfall des p_aO_2 und der S_aO_2.

Ventilationsstörungen sind durch einen Anstieg des p_aCO_2 und einen Abfall des pH_a-Werts gekennzeichnet. Ohne Erhöhung der F_iO_2 fällt bei Ventilationsstörungen auch der p_aO_2 ab!

20.5.1 Behandlung

Bei Ventilationsstörungen bzw. erhöhtem p_aCO_2 muss die alveoläre Ventilation gesteigert werden. Folgende Maßnahmen können angewandt werden:

- Erhöhung des Atemzugvolumens: maximal 8 ml/kg Idealgewicht, maximaler Inspirationsdruck ≤ 30 mbar, dadurch Zunahme des Atemminutenvolumens
- Steigerung der Atemfrequenz: wegen der dadurch erhöhten Totraumventilation jedoch weniger effektiv als eine Erhöhung des Atemzugvolumens
- Verminderung des anatomischen Totraums durch Intubation oder Tracheotomie
- Adjuvante Therapieverfahren wie Erleichterung der Ventilation durch Beseitigung von Obstruktionen der großen und kleinen Atemwege, Atemtherapie, Sekretentfernung und medikamentöse Therapie

Ergänzend zur Atemtherapie kann außerdem durch bestimmte Maßnahmen die CO_2-Produktion und damit auch der Ventilationsbedarf vermindert werden. Hierzu gehören:

- Ernährung mit erhöhtem Fettanteil
- Ausreichende Sedierung und Analgesie
- Fiebersenkung durch Antipyretika
- Kontrollierte Hypothermie

20.6 Akzidentelle Hyperventilation

Eine unbeabsichtigte Hyperventilation (erniedrigter p_aCO_2) wird durch Verminderung der Ventilation korrigiert. Geeignete Maßnahmen sind:

- Senkung des inspiratorischen Spitzendrucks
- Erniedrigung der Atemfrequenz

Weiterführende Literatur

AWMF. S3-Leitlinie Invasive Beatmung und Einsatz extrakorporaler Verfahren bei akuter respiratorischer Insuffizienz, 1. Aufl., Stand 04.12.2017

AWMF. S3-Leitlinie Nichtinvasive Beatmung als Therapie der akuten respiratorischen Insuffizienz, herausgegeben von der Deutschen Gesellschaft für Pneumologie und Beatmungsmedizin. AWMF-Registernummer 020-004. Stand: 10.07.2015, gültig bis 31.12.2019. ► http://www.awmf.org/leitlinien/detail/ll/020-004.html.

Benzer H, Koller W (1987) Die Strategie der Beatmung. Intensivmed 24:214–219

Oczenski W, Hörmann C (2012) ÖGARI-Leitlinien zur invasiven Beatmung von Intensivpatienten. ► http://www.oegari.at/web_files/dateiarchiv/editor/leitlinie_invasiven_beatmung_von_intensivpatienten_2012.pdf. Zugegriffen: 15. Okt. 2016

Tobin MJ (Hrsg) (2012) Principles and practice of mechanical ventilation, 3. Aufl. McGraw-Hill, New York, S 1177–1206

Überwachung der Beatmung

© Springer-Verlag GmbH Deutschland, ein Teil von Springer Nature 2019
R. Larsen, T. Ziegenfuß, *Pocket Guide Beatmung*,
https://doi.org/10.1007/978-3-662-59657-9_21

21.1 Respiratorisches Monitoring

- Monitoring am Beatmungsgerät (Maschinenmonitoring):
  - Inspiratorische O_2-Konzentration
  - Beatmungsdruck
  - Flowverlauf
  - Atemhubvolumen
  - Atemminutenvolumen
  - Atemfrequenz
  - Compliance von Lunge und Thorax
  - Resistance
  - Weitere Funktionen
- Überwachung des pulmonalen Gasaustauschs:
  - Oxygenierung: arterielle Blutgasanalyse, Pulsoxymetrie
  - Ventilation bzw. Elimination von CO_2: arterielle Blutgasanalyse, Kapnometrie, Säure-Basen-Status
- Überwachung von Atemwegen, Lunge und Thorax:
  - Klinische Beobachtung und Untersuchung
  - Röntgenbild des Thorax
  - Computertomografie des Thorax

- Mikrobiologische Untersuchungen des Bronchialsekrets
- Bestimmung des Lungenwassers
- Überwachung der Herz-Kreislauf-Funktion:
  - Arterieller Blutdruck
  - Herzfrequenz
  - Zentraler Venendruck
  - Pulmonalarteriendrücke
  - Lungenkapillarenverschlussdruck (Wedgedruck)
  - Herzzeitvolumen
  - O_2-Angebot und O_2-Verbrauch
- Überwachung anderer Organfunktionen:
  - Niere: Diurese, Retentionswerte
  - Gehirn: intrakranieller Druck, O_2-Sättigung im Bulbus venae jugularis
  - Durchblutung des Splanchnikusgebiets: Tonometrie
  - Leber

21.2 Monitoring am Beatmungsgerät

Das Monitoring besteht aus der „Selbstüberwachung" des Beatmungsgeräts mit entsprechenden Alarmvorrichtungen und aus der Messung verschiedener Atemparameter durch die Maschine.

21.2.1 Maschinenmonitoring

Die Funktion des Beatmungsgeräts wird durch Maschinenmonitoring mit entsprechenden Alarmeinrichtungen überwacht. Hierzu gehören:

- Gasmangelalarm, Stromausfallalarm
- Funktionsstörungen des Beatmungsgeräts
- O_2-Konzentrationsalarm: meldet das Über- oder Unterschreiten eingestellter Grenzwerte

- Diskonnektionsalarm: wird meist aus dem Atemwegsdruck abgeleitet
- Atemminutenvolumenalarm: meldet das Unter- oder Überschreiten eingestellter Grenzwerte
- Stenosealarm: meldet das Überschreiten des eingestellten Grenzwerts; wird meist aus der Atemwegsdruckmessung abgeleitet
- Atemgastemperaturalarm: meldet das Über- oder Unterschreiten der Atemgastemperatur bei Verwendung beheizter Anfeuchter

Die Alarmeinrichtungen sind bei maschineller Beatmung zuverlässig. Bei assistierenden Verfahren muss bei den aus der Druck- und Volumenmessung abgeleiteten Parametern eher mit Fehlern gerechnet werden.

21.2.2 Inspiratorische O_2-Konzentration

Die kontinuierliche Messung der inspiratorischen O_2-Konzentration des Beatmungsgeräts ist gesetzlich vorgeschrieben. In modernen Geräten sind entsprechende Messvorrichtungen eingebaut; bei älteren Geräten oder beim Continuous-Flow-CPAP müssen extern zwischengeschaltete O_2-Sensoren verwendet werden. Im Beatmungsgerät integrierte O_2-Sensoren alarmieren automatisch bei Abweichungen der inspiratorischen O_2-Konzentration von ± 4–6 Vol.-%.

21.2.3 Atemwegsdrücke

Zu hohe Beatmungsdrücke können zu schwerwiegenden Komplikationen führen. Daher muss der Beatmungsdruck kontinuierlich überwacht werden.

Bei der Beatmung werden üblicherweise 4 Druckwerte differenziert, die an modernen Beatmungsgeräten teilweise direkt abgelesen werden können:
- Atemwegsspitzendruck
- Inspiratorischer Plateaudruck
- Atemwegsmitteldruck
- Endexspiratorischer Druck, PEEP

■ **Atemwegsspitzendruck („peak airway pressure", PAWP)**

Die Höhe des Atemwegsspitzendrucks hängt bei volumen-kontrollierter Beatmung von Resistance, Hubvolumen, Flow, Flowform und PEEP ab. Dabei gilt: je größer Atemwegswiderstand, Atemhubvolumen, Spitzenflow und PEEP, desto höher der Atemwegsspitzendruck.

Bei druckkontrollierter oder druckbegrenzter Beatmung kann der Spitzendruck nicht wesentlich höher sein als der eingestellte Maximaldruck.

Plötzlicher Anstieg des Beatmungsdrucks   Bei einem plötzlichen Anstieg des Beatmungsdrucks muss an folgende Ursachen gedacht werden:
- Verlegung oder Abknicken des Beatmungsschlauchs oder des Tubus
- Cuffhernie
- Sekretstau in den Bronchien
- Bronchospasmus
- Pneumothorax
- Gegenatmen des Patienten

Plötzlicher Abfall des Beatmungsdrucks   Die wichtigsten Ursachen für einen plötzlichen Abfall des Beatmungsdrucks sind:
- Diskonnektion
- Undichtigkeiten im Beatmungssystem
- Undichtigkeit des Cuffs
- Funktionsstörungen des Beatmungsgeräts

■ **Plateaudruck (endinspiratorischer Druck)**

Der Plateaudruck wird nach Beendigung der Inspiration gemessen. Er entspricht etwa dem endinspiratorischen Alveolardruck, sofern für eine Mindestzeit von 0,5 s kein Flow stattfindet. Dies gilt für die volumenkontrollierte und auch für die druckkontrollierte Beatmung. Die Höhe des Plateaudrucks hängt von der Compliance, dem Hubvolumen und dem PEEP ab.

❯ Der Plateaudruck sollte möglichst <30 mbar gehalten werden.

Entscheidend für die Druckschädigung der Lunge (Barotrauma, Mikrotrauma) ist nicht die Höhe des Atemwegsspitzendrucks (bei volumenkontrollierter Beatmung), sondern die Höhe des Plateaudrucks.

■ **Atemwegsmitteldruck**

Der mittlere Atemwegsdruck entspricht dem mittleren Druckniveau, gemessen über den **gesamten** Atemzyklus; er ist normalerweise etwas niedriger als der mittlere alveoläre Druck.

Der mittlere Atemwegsdruck gehört zu den **wesentlichen Determinanten der Oxygenierung;** außerdem beeinflusst er die Herz-Kreislauf-Funktion und gehört zu den pathogenetischen Faktoren des pulmonalen Barotraumas. Der mittlere Atemwegsdruck repräsentiert alle Drücke, die vom Beatmungsgerät auf die Atemwege des Patienten ausgeübt werden, und wird demnach im Wesentlichen von folgenden Faktoren beeinflusst:

— inspiratorischer Druckverlauf
— Inspirationsdauer
— PEEP

Besteht kein PEEP, so wird der Atemwegsmitteldruck vom inspiratorischen Druckverlauf und der Dauer der Inspiration bestimmt. Wird ein externer PEEP angewandt, so addiert er sich über den gesamten Atemzyklus hinzu.

Sind in einer geschädigten Lunge noch rekrutierbare Alveolarbezirke vorhanden, kann durch Erhöhung des mittleren Atemwegsdrucks die Oxygenierung verbessert werden.

■ ■ Verfahren zur Erhöhung des mittleren Atemwegsdrucks

━ Erhöhung des Atemhubvolumens: steigert den elastischen Druck

━ Steigerung der Atemfrequenz: verkürzt die Exspirationszeit und führt eventuell zum Auto-PEEP

━ Verminderung des inspiratorischen Flows: verlängert die Inspirationszeit und verkürzt die Exspiration; führt eventuell zum Auto-PEEP

━ Einstellung eines endinspiratorischen Plateaus: führt eventuell zum Auto-PEEP

━ Verwendung eines dezelerierenden Flows: bewirkt die Zufuhr eines größeren Flowanteils in der frühen Inspirationsphase

━ Externer PEEP: erhöht den Atemwegsdruck während der In- und Exspiration

■ Endexspiratorischer Druck, PEEP und Auto-PEEP
Der am Ende der Exspiration gemessene Druck entspricht nur dann dem Alveolardruck, wenn kein Flow mehr stattfindet. Besteht noch ein Flow, so ist der Alveolardruck größer als der gemessene endexspiratorische Druck, und es liegt ein Auto-PEEP vor.

Auto-PEEP, intrinsischer PEEP Kann das eingeatmete Volumen nicht innerhalb der Exspirationszeit ausgeatmet werden, entsteht ein Auto-PEEP (▶ Kap. 22). Der Auto-PEEP kann am Manometer des Beatmungsgeräts nicht direkt abgelesen werden. Wird außerdem ein externer PEEP angewandt, so entspricht der intrinsische PEEP dem Druckanteil, der über den externen PEEP-Wert hinausgeht. Die Summe von Auto-PEEP und externem PEEP ist der Gesamt-PEEP.

■ **Flussmessung**

Einige Beatmungsgeräte zeichnen den Flow auf einem Bildschirm auf, sodass eine Atemwegsobstruktion und auch ein Auto-PEEP beurteilt werden können:

— Bei Obstruktion ist der exspiratorische Flow verlangsamt.
— Ein intrinsischer PEEP liegt vor, wenn bei Beginn der nächsten Inspiration der exspiratorische Flow noch nicht auf null abgesunken ist. Eine Quantifizierung des Auto-PEEP ist hiermit allerdings nicht möglich.

■ **Atemhubvolumen und Atemminutenvolumen**

Die kontinuierliche Überwachung des **ausgeatmeten** Atemhub- und Atemminutenvolumens ist besonders bei Spontanatemmodi und bei druckkontrollierter Beatmung wichtig und sollte durch entsprechende Alarme unterstützt werden. Die Alarmgrenzen sollten mit ±20 % eng eingestellt werden.

■ ■ **Ursachen eines zu niedrigen Atemhub- und Atemminutenvolumen**

— Bei **druckkontrollierter Beatmung** ist das Atemhubvolumen umso niedriger, je geringer die Compliance, je höher der Atemwegswiderstand, je niedriger der eingestellte Spitzendruck, je kürzer die Inspirationszeit und je höher der PEEP sind.
— Bei **volumenkontrollierter Beatmung** weist ein erheblich vermindertes Atemhub- und Atemminutenvolumen auf eine Leckage hin, z. B. durch bronchopleurale Fistel, Undichtigkeit des Cuffs oder Beatmungssystems.

Nach abrupter Erniedrigung eines PEEP oder Beendigung einer IRV können vorübergehend höhere Hubvolumina als eingestellt gemessen werden, weil das erhöhte Lungenvolumen zunächst ausgeatmet wird.

■ **Atemfrequenz**

Beim beatmeten Patienten kann die Atemfrequenz am Beatmungsgerät abgelesen werden. Bei partiellen Atemmodi wird die Atemfrequenz häufig differenziert nach Spontanatemfrequenz und maschineller Atemfrequenz angezeigt; zum Teil wird der maschinelle Anteil in % angegeben. Daneben kann die Atemfrequenz mit dem EKG-Monitor über Impedanzänderungen des Thorax bestimmt werden, weiterhin mithilfe von Kapnometern. Das Auszählen der Atemfrequenz von spontan atmenden Patienten ist dagegen relativ unzuverlässig.

— Die Messung der Atemfrequenz ist besonders wichtig bei Spontanatemmodi und bei SIMV-Beatmung mit sehr niedriger Frequenz.

— Niedrige Atemfrequenzen können durch Sedativa und Opioide bedingt sein, während hohe Atemfrequenzen viele Ursachen haben können.

— Hohe Atemfrequenzen bei kleinen Atemzugvolumina (flache, schnelle Atmung) können Hinweis auf eine Erschöpfung der Atemmuskulatur bzw. ein hyperkapnisches Atemversagen sein.

21.3 Pulmonaler Gasaustausch

Der pulmonale Gasaustausch umfasst die O_2-Aufnahme in der Lunge und die Elimination von CO_2, also die Oxygenierung und die Ventilation. Da den Störungen dieser beiden Teilfunktionen unterschiedliche pathologische Mechanismen zugrunde liegen, müssen Oxygenierung und Ventilation differenziert überwacht werden. Hierfür werden v. a. folgende Verfahren eingesetzt:

- Intermittierende arterielle Blutgasanalysen
- Kontinuierliche Pulsoxymetrie
- Kontinuierliche Kapnometrie und Kapnografie

21.3.1 Arterielle Blutgasanalyse

Die arterielle Blutgasanalyse gehört zu den essenziellen Überwachungsverfahren bei beatmeten und spontan atmenden Patienten mit respiratorischer Insuffizienz. Sie ermöglicht die Beurteilung der O_2-Aufnahme in der Lunge (Oxygenierung) und der Elimination von CO_2 (Ventilation).

■ Arterieller pO_2

Der pO_2 ist der wichtigste Parameter für die Oxygenierung des arteriellen Blutes. Ziel der Beatmungstherapie ist im Allgemeinen ein p_aO_2 von >60 mm Hg. Werte zwischen 40 und 60 mm Hg können in besonderen Fällen toleriert werden, allerdings nur bei ausreichend hohem Hämoglobinwert als Sauerstoffträger und ausreichender Herz-Kreislauf-Funktion (Herzzeitvolumen). Über den Normalwert hinaus gehende pO_2-Werte bieten hingegen – abgesehen von wenigen Ausnahmen, wie z. B. der CO-Vergiftung – keine Vorteile oder sind eher schädlich und sollten daher vermieden werden.

> ❯ Der p_aO_2 hängt von Alter, Geschlecht, Körpergewicht und Körpergröße ab. Der Normalwert beträgt bei der Atmung von Raumluft 80–95 mm Hg. Im höheren Lebensalter nimmt der p_aO_2 ab: $p_aO_2 = 102 - 0{,}33 \times$ Lebensjahre.

Zeitpunkt der Messung Der arterielle pO_2 wird in der Regel nach Beginn der Beatmung oder nach der Neueinstellung des Beatmungsgeräts gemessen, üblicherweise ca. 20–30 min später. Allerding treten ca. 90 % der maximalen Veränderungen des p_aO_2 innerhalb von 5 min auf. Daher kann der p_aO_2 bereits

5–10 min nach Neueinstellung des Beatmungsgeräts überprüft werden.

■ **Arterielle O_2-Sättigung**

Die O_2-Sättigung (SO_2) bezeichnet das Verhältnis der Konzentration von oxygeniertem Hämoglobin zur Konzentration des Gesamthämoglobins. Der **Normalwert** der arteriellen O_2-Sättigung (S_aO_2) liegt bei 96 %. Die O_2-Sättigung des Hämoglobins kann mit CO-Oxymetern gemessen werden.

■ **Alveoloarterielle O_2-Partialdruckdifferenz und Oxygenierungsindex**

Um die Oxygenierungsfunktion der Lunge beurteilen zu können, muss neben den beschriebenen Parametern noch die inspiratorische O_2-Konzentration (F_iO_2) herangezogen werden. Bei 2 Indizes werden die gemessenen arteriellen p_aO_2-Werte mit der inspiratorischen O_2-Konzentration bzw. dem alveolären pO_2 in Beziehung gesetzt.

Oxygenierungsindex   Dieser Index beschreibt das Verhältnis vom p_aO_2 zur jeweiligen F_iO_2:

$$\text{Oxygenierungsindex} = p_aO_2/F_iO_2$$

Normalerweise beträgt der Index 300–600; Indizes <300 sind charakteristisch für eine hypoxämische ARI, Werte von <200 für ein mittelschweres ARDS. Wesentliche Ursache der Hypoxämie ist ein ausgeprägter Rechts-links-Shunt in der Lunge.

Alveoloarterielle pO_2-Differenz   Die alveoloarterielle O_2-Partialdruckdifferenz ($p_{A-a}O_2$) beschreibt den O_2-Druckgradienten zwischen Alveolargas und arteriellem Blut (Berechnung des alveolären pO_2 ▶ Kap. 2):

$$p_{A-a}O_2 = p_AO_2 - p_aO_2$$

> ❯ Bei Atmung von Raumluft beträgt der O_2-Partialdruck-gradient beim Lungengesunden 5–10 mm Hg (bei Älteren 10–30 mm Hg), bei Atmung von 100 %igem Sauerstoff 50–70 mm Hg.

Mit zunehmender inspiratorischer O_2-Konzentration nimmt auch der Gradient zu. Der Gradient zwischen beiden Partial-drücken entsteht durch den physiologischen Shunt von ca. 2–4 % des Herzzeitvolumens.

Mit zunehmendem intrapulmonalem Rechts-links-Shunt nimmt auch der alveoloarterielle O_2-Partialdruckgradient zu. Die Differenz ist umso größer, je flacher die O_2-Bindungskurve verläuft: Bei unveränderter Größe des Rechts-links-Shunts ist die Differenz bei niedrigem p_aO_2 (Hypoxie) geringer als bei sehr hohem p_aO_2 (Hyperoxie).

■ Intrapulmonaler Rechts-links-Shunt

Der Rechts-links-Shunt bezeichnet den Anteil des (nichtoxyge-nierten) Kurzschlussblutes am Gesamt-Herzzeitvolumen. Die Berechnung des intrapulmonalen Rechts-links-Shunt gilt als genauestes Verfahren, mit dem die Oxygenierungsfunktion der Lunge bestimmt werden kann.

Die Berechnung erfolgt anhand folgender Formel:

$$\dot{Q}_S/\dot{Q}_T = (C_cO_2 - C_aO_2)/(C_cO_2 - C_{\bar{v}}O_2)$$

$\dot{Q}_S$ = Shuntvolumen; $\dot{Q}_T$ = Herzzeitvolumen; C_cO_2 = pulmonal-kapillärer O_2-Gehalt; C_aO_2 = arterieller O_2-Gehalt, $C_{\bar{v}}O_2$ = gemischt-venöser O_2-Gehalt.

Die Shuntformel berücksichtigt weder den anatomischen Shunt über Bronchialvenen noch den über thebesische Venen. Außerdem wird die Messung von Änderungen des Herzzeit-volumens beeinflusst.

■ ■ Hinweise zur Interpretation der errechneten Werte

— Ein Shunt von <10 % des Herzzeitvolumens weist auf eine normale Lungenfunktion hin.

- Ein Shunt von 10–20 % zeigt eine Störung an.
- Ein Shunt von 20–30 % ist v. a. für Patienten mit eingeschränkter kardiovaskulärer Reserve oder zerebralen Erkrankungen bedrohlich.
- Ein Shunt von mehr als 30 % ist lebensbedrohlich und erfordert umfassende kardiopulmonale Therapiemaßnahmen.
- Liegt ein niedriger $\dot{V}/\dot{Q}$-Quotient vor, so nimmt der berechnete Shunt zu, wenn die F_iO_2 auf <0,5 erniedrigt wird.

▪ Gemischtvenöser O_2-Status

Als gemischtvenöses Blut wird das aus dem distalen Schenkel des Pulmonalarterienkatheters entnommene Blut bezeichnet. Dieses Blut repräsentiert das nach Ausschöpfung durch die Gewebe in die Lunge zurückgekehrte Mischblut. Die Sauerstoffsättigung des **zentralvenösen,** also aus dem zentralen Venenkatheter entnommenen Blutes, stimmt mit der gemischtvenösen O_2-Sättigung nicht vollständig überein. Für die klinische Beurteilung des Patientenstatus reicht ihre Bestimmung aber meist aus.

▪▪ O_2-Normalwerte des gemischtvenösen Blutes

- $p_{\bar{v}}O_2$: 36–50 mm Hg
- $S_{\bar{v}}O_2$: 65–85 %
- $C_{\bar{v}}O_2$: 12–15 ml/dl
- Arteriovenöse O_2-Gehaltsdifferenz ($D_{av}O_2$): 4–6 ml/dl

Eine S_vO_2 von >65 % zeigt an, dass genügend Sauerstoff für die Organe zur Verfügung steht. Nimmt der O_2-Verbrauch ohne entsprechende Steigerung des Angebots zu, so fällt die S_vO_2 aufgrund der stärkeren Ausschöpfung ab, und die arteriovenöse O_2-Gehaltsdifferenz wird größer.

Bei einer S_vO_2 **von <50 %** ist die O_2-Versorgung der Gewebe beeinträchtigt, und es entwickelt sich ein anaerober Metabolismus.

■ ■ **Veränderungen der $S_{\bar{v}}O_2$**

━ **Abnahme der $S_{\bar{v}}O_2$:**
  - Abfall des Herzzeitvolumens: kardiogener und traumatischer Schock
  - Abnahme der arteriellen O_2-Sättigung
  - Anämie bzw. Abnahme des Hämoglobingehalts
  - Erhöhter O_2-Verbrauch

━ **Zunahme der $S_{\bar{v}}O_2$:**
  - Verminderter O_2-Verbrauch
  - Verminderte O_2-Extraktion in den Geweben
  - Erhöhte O_2-Zufuhr an die Gewebe
  - Intrakardialer Links-rechts-Shunt
  - Schwere Mitralinsuffizienz
  - Messfehler: Oxymetriekatheter in Wedge-Position

■ **Arterieller pCO_2**

Mit diesem Parameter kann die **Ventilation** beurteilt werden. Bei der maschinellen Beatmung wird in der Regel eine Normoventilation und Normokapnie mit p_aCO_2-Werten zwischen 35 und 45 mm Hg angestrebt. Bei der Interpretation müssen Alter, pH-Wert und möglicherweise vorbestehende Lungenerkrankungen berücksichtigt werden.

■ **Arterieller pH-Wert**

Die Lunge spielt, neben den metabolischen Regulationsorganen Niere und Leber, eine zentrale Rolle bei der Aufrechterhaltung eines normalen pH-Werts von 7,35–7,45. Der arterielle pH-Wert ist eine wichtige Zielgröße der Beatmungstherapie und sollte daher entsprechend kontrolliert werden.

Azidose   Eine Azidose beim Lungenversagen kann respiratorisch und/oder metabolisch bedingt sein:
━ Respiratorische Ursache: Hypoventilation mit Hyperkapnie und Abfall des pH-Werts. Verstärkung durch vermehrte

Atemarbeit und Zunahme des O_2-Verbrauchs mit Anstieg der CO_2-Produktion
— Metabolische Ursache: Gewebehypoxie aufgrund einer unzureichenden O_2-Versorgung mit anaerober Energiegewinnung und Bildung von Laktat

Eine metabolische Azidose tritt bei respiratorischer Dekompensation oft früher auf als eine respiratorische Azidose.

❯ **Ein niedriger pH-Wert unter Spontanatmung kann Alarmzeichen einer schweren respiratorischen Insuffizienz sein.**

21.3.2 Pulsoxymetrie

Mit der Pulsoxymetrie wird die Oxygenierung des arteriellen Blutes kontinuierlich und nichtinvasiv überwacht. Sie gehört daher zu den Standardverfahren beim Intensivpatienten.

Gemessen wird die **partielle O_2-Sättigung** des arteriellen Hämoglobins (S_pO_2). Die Messwerte werden innerhalb von Sekunden angezeigt, die Fehlerbreite beträgt im Sättigungsbereich von 60–90 % lediglich 1–2 %. Die wichtigste Voraussetzung für korrekte Messwerte ist eine ausreichende arterielle Durchblutung der Haut. Störungen der peripheren Durchblutung können daher zu falschen Messwerten führen. Eine dunkle Hautfarbe beeinflusst den Messvorgang nicht. Der S_pO_2-Normalwert beträgt 98 %.

Die Vorteile der Pulsoxymetrie liegen darin, dass Hypoxämien rasch erkannt werden und weniger arterielle Blutgasanalysen zur Überwachung der O_2- und Beatmungstherapie nötig sind.

21.3.3 Kapnometrie

Das Kapnometer misst mit jedem Atemzug den prozentualen Anteil von CO_2 im ausgeatmeten Gasgemisch und zeigt den Messwert (je nach Messprinzip: fraktionelle CO_2-Konzentration (fCO_2) oder CO_2-Partialdruck (pCO_2) auf einem Display an (◘ Abb. 21.1).

Kardiogene Oszillationen   Hierbei handelt es sich um Wellenbewegungen, die synchron mit dem Herzschlag auftreten und durch Schwankungen des pulmonalen Blutvolumens hervorgerufen werden.

- ▪ **Informationen aus dem Kapnogramm**
- ▬ Vorhandensein oder Fehlen der Ventilation
- ▬ Größe des exspiratorischen (und inspiratorischen) pCO_2

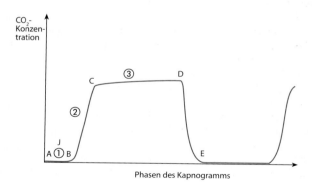

◘ **Abb. 21.1**   Phasen eines normalen Kapnogramms (Exspirationsphase). A–B inspiratorische Grundlinie, B–C steiler Anstieg der CO_2-Konzentration kurz nach Beginn der Exspiration, C–D Plateau, D–E steiles Absinken. ① Totraum: kein Anstieg der CO_2-Konzentration, ② Mischluft: steiler Anstieg, ③ Alveolarluft: langsam ansteigendes Plateau

— Art des Kurvenanstiegs: steil oder verzögert
— Verlauf des Plateaus: horizontal, ansteigend, unregelmäßig

■ **Arterioendexspiratorische pCO$_2$-Differenz**

Die Differenz zwischen dem arteriellen pCO$_2$ und dem endexspiratorischen pCO$_2$ wird als arterioalveolärer pCO$_2$-Gradient bezeichnet:

$$p_{a-et}CO_2(mm\,Hg) = p_aCO_2 - p_{et}CO_2$$

Unter klinischen Bedingungen beträgt die Differenz meist 3–5 mm Hg. Ausgeprägte Störungen des Belüftungs-Durchblutungs-Verhältnisses mit Zu- oder Abnahme des $\dot{V}/\dot{Q}$-Quotienten vergrößern den arterioalveolären pCO$_2$-Gradienten

❯ Je größer die Differenz zwischen p$_a$CO$_2$ und p$_{et}$CO$_2$, desto größer ist die Totraumventilation.

■ **Pathologische pCO$_2$-Kurven**

Mit der Kapnografie, also der Aufzeichnung der pCO$_2$-Kurve, kann der p$_{et}$CO$_2$ kontinuierlich mit jedem Atemzug überwacht werden. Hierdurch können Störungen der Ventilation frühzeitig erkannt werden (◻ Abb. 21.2).

■ **Kapnometrie bei maschineller Beatmung**

Mit der Kapnometrie kann festgestellt werden, ob der beatmete Intensivpatient normo-, hyper- oder hypoventiliert wird. Allerdings sind bei Patienten mit respiratorischer Insuffizienz zusätzlich regelmäßige Kontrollen der arteriellen Blutgase erforderlich.

21.3.4   **Messung des Ösophagusdrucks**

Die bettseitige minimalinvasive Messung des Ösophgusdrucks über einen luftgefüllten Ballon mit Zuleitung ermöglicht die

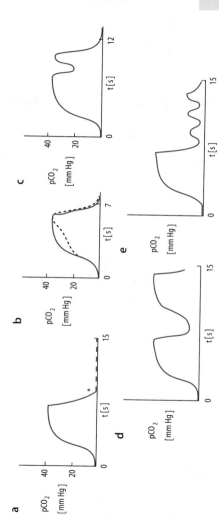

Abb. 21.2 a–e Kapnogramme unter verschiedenen klinischen Bedingungen. **a** Diskonnektion des Beatmungssystems, **b** Kurvenverlauf bei Obstruktion (gestrichelte Linie) im Vergleich mit normalem Kapnogramm, **c** Spontane Atemzüge während maschineller Beatmung (Dazwischenatmen), **d** Rückatmung im Atemsystem mit Anstieg der Grundlinie des Kapnogramms, **e** Normaler Atemzug, gefolgt von Hecheln, das wegen der hohen Frequenz nicht dem alveolären Gas entspricht

Abschätzung des transpulmonalen Drucks (Differenz zwischen Atemwegsdruck und Pleuradruck) und damit eine individuelle Anpassung der assistierten und der kontrollierten Beatmung.

21.4 Überwachung von Lunge und Thorax

21.4.1 Klinische Untersuchung

Jeder beatmete Patient sollte mindestens 1-mal pro Tag klinisch untersucht werden, außerdem bei allen wesentlichen Veränderungen seines Zustands.

■ **Fragestellung der Untersuchung**

Die Untersuchung sollte zielgerichtet sein und Folgendes erfassen:
— Besteht ein klinischer Anhalt für eine Hypoxie oder eine respiratorische Erschöpfung?
— Liegt der Tubus in der Trachea? Oder in einem Hauptbronchus?
— Sind beide Lungen ausreichend belüftet?
— Gibt es Hinweise auf einen Pneumothorax?
— Liegt ein Lungenödem vor?
— Besteht ein Pleuraerguss?

■ **Vorgehen bei der klinischen Untersuchung**
— **Inspektion des Patienten:**
    — Zyanose?
    — Tachypnoe oder Bradypnoe?
    — Starkes Schwitzen?
    — Erschöpfungszeichen?
— **Inspektion des Thorax:**
    — Symmetrisches Heben und Senken?
    — Abdominelle Einziehungen?
    — Einsatz der Atemhilfsmuskulatur?
    — Paradoxe Atmung? Schaukelatmung?

- **Palpation des Thorax:**
    - Schneeballknistern als Zeichen des subkutanen Emphysems?
- **Auskultation des Thorax:**
    - Beide Lungen ausreichend belüftet?
    - Atemgeräusche laut oder leise? Nebengeräusche?
    - Pfeifen? Brummen? Giemen?
    - Rasselgeräusche?
- **Perkussion des Thorax:**
    - Dämpfung?
    - Hypersonorer Klopfschall?

21.4.2 Röntgenbild des Thorax

Besteht der Verdacht auf eine klinisch relevante Störung der Lunge oder des Thorax, sollte immer ein Röntgenbild angefertigt werden. Ob hingegen jeder Beatmungspatient routinemäßig geröntgt werden sollte, ist fraglich. Wenn möglich, sollten Röntgenaufnahmen des Thorax in halbsitzender Position angefertigt werden, da so Pleuraergüsse besser erkannt werden können.

- **Kontrolle der Tubuslage**

Auf jedem Röntgenbild des Thorax sollte die Lage der Tubusspitze überprüft werden. Die Spitze sollte etwa 3 cm oberhalb der Carina liegen:

- Zu tief eingeführter Tubus: meist in den rechten Hauptbronchus; linke Lunge und rechter Oberlappen nicht belüftet
- Nicht tief genug eingeführter Tubus: Gefahr der akuten Dislokation und Überdehnung der Stimmbänder

- **Anzeichen für Pneumothorax und subkutanes Emphysem**

Beide Störungen können Folge der zugrunde liegenden Erkrankung oder Folge einer beatmungsbedingten Barotraumatisierung der Lunge sein:

— Ein Spannungspneumothorax verdrängt die Lunge und das
  Mediastinum zur gesunden Seite. Akute Lebensgefahr!
— Ein ventraler Pneumothorax wird auf der a.p.-Aufnahme
  leicht übersehen. Ein tiefer kostophrenischer Sulkus kann als
  Verdachtszeichen gewertet werden.
— Ein subkutanes Emphysem ist im Thoraxbereich meist leicht
  zu erkennen. Besteht ein Emphysem, sollte immer nach
  einem Pneumothorax gesucht werden; jedoch kann das
  Emphysem auch ohne Pneumothorax auftreten.

■   **Korrekte Lage von Pleuradrainagen**
Nicht selten werden Pleuradrainagen subkutan platziert und
können so ihre Funktion nicht erfüllen. Daher sollte die richtige Lage sorgfältig überprüft werden.

■   **Verschattungen**
Verschattungen im Röntgenbild können durch Atelektasen,
pneumonische Infiltrate, Lungenödem oder Zunahme des
extravasalen Lungenwassers bedingt sein:
— Große Atelektasen bewirken eine Volumenabnahme der
  betroffenen Seite mit Verziehung des Mediastinums in die
  gleiche Richtung.
— Beim Lungenödem liegt hingegen eine Volumenzunahme
  vor.
— Ein kardiogenes Lungenödem ist meist perihilär, basal
  betont und symmetrisch, außerdem oft von Pleuraergüssen
  begleitet.
— Ein nichtkardiogenes Lungenödem erscheint auf der
  a.p.-Aufnahme eher diffus, oft kleinfleckig-netzartig über
  die Lunge verteilt und eher peripher betont. Eine Zunahme
  des Lungenwassers um mehr als 10 % ist röntgenologisch
  erkennbar.
— Pneumonische Infiltrate sind oft schwer von Atelektasen zu
  unterscheiden.

■ **Lage zentraler Venenkatheter**

Bei jedem Röntgenbild sollte die Lage zentraler Venenkatheter und Pulmonaliskatheter immer mitbeurteilt werden. Die Spitze eines zentralen Venenkatheters sollte 2 cm vor der Einmündung der V. cava in den rechten Vorhof liegen. Je weiter distal sich die Spitze eines Pulmonaliskatheters befindet, desto höher ist die Komplikationsrate.

21.4.3 Computertomografie

Durch CT-Untersuchungen kann die Verteilung der belüfteten und nichtbelüfteten Lungenareale beurteilt und über das therapeutische Vorgehen (Bauchlagerung, PEEP) entschieden werden.

Mit dem CT lassen sich weiterhin kleine und v. a. ventrale Pneumothoraxe, die auf herkömmlichen Röntgenaufnahmen nicht erkennbar sind, leicht nachweisen.

❯ Bei beatmeten, kardiozirkulatorisch und respiratorisch instabilen Intensivpatienten muss das Transportrisiko gegen den möglichen diagnostischen Nutzen eines CT sehr sorgfältig abgewogen werden.

21.4.4 Messung des extravasalen Lungenwassers

Das extravasale Lungenwasser (EVLW) kann quantitativ mit der sog. Doppelindikatorverdünnungsmethode bestimmt werden. Hierfür wird ein Indikator injiziert, der den intravasalen Raum nicht verlassen kann, außerdem ein zweiter Indikator, der leicht in den extravasalen Raum diffundiert. Die Injektion erfolgt vor dem rechten Herzen, die Messung meist in der Femoralarterie über einen Spezialkatheter; das Lungenwasser wird mit einem speziellen Computer aus den Dilutionskurven berechnet.

21.4.5 Mikrobiologische Untersuchungen

Bei etwa 25 % der beatmeten Patienten entwickelt sich im Behandlungsverlauf eine nosokomiale Pneumonie (▶ Kap. 22). Um eine Besiedlung oder Infektion der Atemwege zu erkennen und das Keimspektrum zu bestimmen, werden zumeist 2- bis 3-mal pro Woche mikrobiologische Untersuchungen des Tracheal- bzw. Bronchialsekrets durchgeführt.

21.4.6 Cuffdruckmessung

Hohe Tubuscuffdrücke können die Trachea und den Larynx nachhaltig schädigen. Daher sollte der Cuffdruck kontinuierlich überwacht werden. Hierfür stehen besondere Cuffdruckmesser zur Verfügung.

21.5 Überwachung der Herz-Kreislauf-Funktion

Die Überwachung der Herz-Kreislauf-Funktion gehört zu den essenziellen Maßnahmen bei allen beatmeten Patienten, zumal die Beatmung selbst, wie in ▶ Kap. 22 dargelegt, zu zahlreichen Veränderungen der Hämodynamik führen kann. Die Invasivität des kardiovaskulären Monitorings richtet sich in erster Linie nach Art und Schweregrad der Erkrankung.

> **Überwachung der Hämodynamik beim beatmeten Patienten**
> - Arterieller Blutdruck
> - Zentraler Venendruck

- Urinausscheidung
- Pulmonaliskatheter
- PiCCO-Katheter
- Herzzeitvolumen

Weiterführende Literatur

AWMF (2017). S3-Leitlinie Invasive Beatmung und Einsatz extra-korporaler Verfahren bei akuter respiratorischer Insuffizienz, 1. Aufl., Langversion, Stand 04.12.2017. ► https://www.awmf.org/uploads/tx_szleitlinien/001-021l_S3_Invasive_Beatmung_2017-12.pdf

Brochard L, Martin GS, Blanch L, Pelosi P, Belad FJ, Jubran A, Gattinoni L, Mancebo J, Ranieri VM, Richard JC, Gommers D, Vieillard-Baron A, Pesenti A, Jaber S, Stenqvist O, Vincent JL (2012) Clinical review: respiratory monitoring in the ICU – a consensus of 16. Crit Care 16:219

Dooley J, Fegley A (2007) Laboratory monitoring of mechanical ventilation. Crit Care Clin 23:135–148

Dres M, Rittayamai N, Brochard L (2016) Monitoring patient-ventilator asynchrony. Curr Opin Crit Care 22:246–253

Hoeft A, Metzler H, Pasch T (Hrsg) (2008) Monitoring in Anästhesie und Intensivmedizin. Springer, Berlin

Mauri T, Yoshida T, Bellani G, Brochard L, Mancebo J (2016) Esophageal and transpulmonary pressure in the clinical setting: meaning, usefulness and perspectives. Intensive Care Med 42:1360–1373

Weiterführende Literatur

Auswirkungen und Komplikationen der Beatmung

© Springer-Verlag GmbH Deutschland, ein Teil von Springer Nature 2019
R. Larsen, T. Ziegenfuß, *Pocket Guide Beatmung*,
https://doi.org/10.1007/978-3-662-59657-9_22

22.1 Auswirkungen und Komplikationen der maschinellen Beatmung

- Beeinträchtigung der Herz-Kreislauf-Funktion mit Abfall des Herzzeitvolumens
- Abnahme der Urinausscheidung und Flüssigkeitsretention
- Verminderung der Leber- und Splanchnikusdurchblutung
- Behinderung des hirnvenösen Abflusses mit Zunahme des intrakraniellen Drucks
- Pulmonales Trauma („ventilator associated lung injury", VALI)
- Schädigung des Lungengewebes durch hohe inspiratorische O_2-Konzentrationen
- Verschlechterung des pulmonalen Gasaustausches durch Atelektasenbildung
- Nosokomiale Pneumonien („Beatmungspneumonie")
- Schäden durch den Endotrachealtubus und die Trachealkanüle

22.2 Herz-Kreislauf-Funktion

Hämodynamische Effekt unter Beatmung entstehen in erster Linie durch den Anstieg des intrathorakalen Drucks während der Inspiration, weiterhin durch Änderungen der Lungenvolumina, aber auch durch nichtmechanische Faktoren wie Reflexe und möglicherweise auch durch kardiodepressorische Substanzen. Die wesentlichen kardiovaskulären Effekte der Überdruckbeatmung umfassen:

— Verminderung des venösen Rückstroms
— Anstieg des rechten Vorhofdrucks
— Abnahme der rechtsventrikulären Vorlast
— Zunahme der rechtsventrikulären Nachlast
— Verminderung der linksventrikulären Compliance
— Abnahme der linksventrikulären Nachlast
— Möglicherweise Beeinträchtigung der Myokardkontraktilität
— Abfall des Herzzeitvolumens (durch Therapie korrigierbar)
— Eventuell Abfall des arteriellen Blutdrucks (durch Therapie korrigierbar)

■ **Abfall des Herzzeitvolumens**

Eine Überdruckbeatmung erhöht den rechten Vorhofdruck, vermindert den Druckgradienten zwischen extrathorakalen Venen und Vorhof (den treibenden Druck) und beeinträchtigt dadurch den venösen Rückstrom. Das intrathorakale Blutvolumen und die diastolische Füllung des Herzens werden vermindert, und das Herzzeitvolumen fällt ab. Dieser Effekt wird durch PEEP und Auto-PEEP, Hypovolämie und eine Abnahme des Venomotorentonus (z. B. durch Sedativa und Muskelrelaxanzien) verstärkt.

Die Abnahme des venösen Rückstroms und des intrathorakalen Blutvolumens und damit auch der Abfall des Herzzeitvolumens kann durch eine Erhöhung des Venendrucks (Volumenzufuhr, Vasopressoren) und/oder Senkung des rechten

Vorhofdrucks (kleinere Atemzugvolumina, Verkürzung der Inspirationszeit, Einsatz partieller Atemmodi) meist beseitigt werden.

22.3 Nierenfunktion und Flüssigkeitsgleichgewicht

Die maschinelle Beatmung mit und ohne PEEP schränkt die exkretorische Nierenfunktion ein; die Urinausscheidung nimmt ab. Klinisch kann sich dieser Effekt in folgender Weise manifestieren:

- Positive Flüssigkeitsbilanz, Ödeme
- Hyponatriämie
- Abfall des Hämatokrits
- Zunahme der alveoloarteriellen O_2-Partialdruckdifferenz
- Abnahme der Lungencompliance
- Radiologische Zeichen des Lungenödems

Beim Übergang von der Überdruckbeatmung auf die Spontanatmung nimmt die Urinausscheidung wieder zu, und es entwickelt sich eine negative Flüssigkeits- und Natriumbilanz.

22.4 Gehirn

Zerebrale Effekte der Überdruckbeatmung entstehen v. a. durch Veränderungen der Hämodynamik und der arteriellen Blutgase:

- Anstieg des intrakraniellen Drucks durch Anstieg des zentralen Venendrucks mit Behinderung des venösen Abstroms aus den Hirnvenen und den epiduralen Venen, besonders bei hohem PEEP Hierdurch Gefahr der regionalen oder globalen Hirnischämie (▶ Kap. 28).
- Hyperkapnie (Hypoventilation) bewirkt eine zerebrale Vasodilatation; das zerebrale Blutvolumen und der intrakranielle

Druck steigen an. Diese Gefahr besteht besonders bei der PHC (▶ Kap. 14).

— Hypokapnie (Hyperventilation) bewirkt eine zerebrale Vasokonstriktion; Hirndurchblutung und intrakranieller Druck nehmen ab. Bei zu starker Hyperventilation besteht die Gefahr einer Hirnischämie.

22.5 Beatmungsassoziierte Lungenschädigung (VALI)

Lungenschäden durch Beatmung werden unter dem Oberbegriff „VALI" („ventilator-associated lung injury") zusammengefasst und mit folgenden eng zusammenhängenden Begriffen gekennzeichnet:

— **Barotrauma (auch Makrotrauma):** Lungenschädigung durch Überdruck; Kennzeichen: radiologischer Nachweis extraalveolärer Luft

— **Volutrauma:** Lungenschädigung durch Lungenüberdehnung; hängt unter klinischen Bedingungen eng mit dem Barotrauma zusammen

— **Atelektrauma:** entsteht bei Beatmung auf zu niedrigem Lungenvolumenniveau und wird induziert durch Recruitment/Derecruitment mit Alveolarschädigungen, die zu Entzündungsreaktionen und Störungen des Surfactantsystems führen können (▶ Kap. 15)

— **Mikrotrauma:** nur mikroskopisch sichtbare Schädigung der alveolokapillaren Integrität ohne Luftaustritt

— **„Biotrauma":** mit beatmungsinduzierter Freisetzung von Entzündungsmediatoren, die zur weiteren Lungenschädigung, aber auch (via Blutkreislauf) zur Schädigung entfernter Organe und zum Multiorganversagen führen (oder dieses aufrechterhalten) können

22.5.1 Klinische Manifestationen des pulmonalen Barotraumas („Makrotrauma")

- Interstitielles Emphysem
- Pneumomediastinum
- Pneumoperikard
- Subkutanes Emphysem („Hautemphysem")
- Pneumoperitoneum und Pneumoretroperitoneum
- Pneumothorax
- Bronchopleurale Fistel

22.5.2 Barotrauma mit Luftaustritt: Herkunft der extraalveolären Luft

Die meisten extraalveolären Luftansammlungen entstehen durch die Ruptur von Alveolen in Verbindung mit Überdruckbeatmung. Seltener gelangt Luft aus dem oberen Respirationstrakt vom Kopf oder Hals abwärts und führt zum subkutanen Emphysem, einem Pneumomediastinum und möglicherweise auch zu einem Pneumothorax, besonders bei partiellen Beatmungsformen mit erhaltener Spontanatmung, bei denen der Patient einen „negativen" intrapleuralen Druck (Sog) erzeugt. Möglich ist weiterhin das Eindringen von Luft in das Mediastinum über die intrathorakalen Atemwege, z. B. nach stumpfen oder penetrierenden Thoraxverletzungen, aber auch über den Ösophagus nach Perforation oder Ruptur. Außerdem kann die Luft aus dem Mediastinum über Faszienlücken in die Halsregion und in das Retroperitoneum und von dort in die Bauchhöhle eindringen.

22.5.3 Mechanismen des pulmonalen Barotraumas

Das pulmonale Barotrauma entsteht nicht durch einen zu hohen Atemwegsspitzendruck, sondern primär durch Überdehnung der Alveolen aufgrund eines zu hohen Atemzugvolumens. Es wird daher auch als Volumentrauma, Volutrauma oder Volotrauma bezeichnet.

Als Parameter des alveolären Drucks kann unter der Beatmung der Atemwegsdruck am Ende der Inspiration, der sog. Plateaudruck, herangezogen werden. Er entspricht, vereinfacht, dem Druck in den Alveolen am Ende der Inspiration bzw. dem maximalen transalveolären Druck und ermöglicht die Einschätzung der alveolären Dehnung.

> **❯** Bei der maschinellen Beatmung sollten transalveoläre bzw. endinspiratorische Plateaudrücke von 30 mbar nicht überschritten werden, um eine Überdehnung der Alveolen zu vermeiden.

■ **Einfluss der Grunderkrankung**

Bei gesunden Lungen tritt unter Überdruckbeatmung nur sehr selten ein Barotrauma auf, während bei schweren obstruktiven Lungenerkrankungen und beim ARDS das Barotrauma zu den typischen Komplikationen gehört.

■ **Risikofaktoren des pulmonalen Barotraumas**
- ARDS
- Ausgeprägte COPD
- Schwere Lungenkontusion
- Aspirationspneumonie
- Nekrotisierende Pneumonie
- Rippenfrakturen
- Hoher transalveolärer Druck unter Beatmung

- **Häufigkeit des Barotraumas**
- Unter lungenschonender Beatmung (p_{max} <30 mbar) tritt nur selten ein Barotrauma auf, insbesondere ergeben sich hierbei keine Unterschiede zwischen druck- und volumenkontrollierter Beatmung oder unterschiedlichen Einstellungen des Beatmungsgerätes.
- Bei Beatmung mit hohen Atemzugvolumina und oberen Beatmungsdrücken von >30 mbar steigt das Risiko des Barotraumas an.
- Bei schweren Lungenerkrankungen kann ein pulmonales Barotrauma durch die maschinelle Beatmung, vor allem ein **Pneumothorax**, nicht immer verhindert werden

22.5.4 Behandlung des pulmonalen Barotraumas

Von den verschiedenen Formen des pulmonalen Barotraumas muss v. a. der Pneumothorax unter Beatmung sofort behandelt werden. Die anderen klinischen Manifestationen bedürfen in der Regel keiner speziellen Therapie. Um weitere Schäden zu verhindern, sollte auch die Einstellung des Beatmungsgeräts geändert werden.

- **Prinzipien der Einstellung des Beatmungsgeräts beim pulmonalen Barotrauma**
- Reduktion des oberen Atemwegsdrucks bzw. des Atemzugvolumens so stark, dass der p_aCO_2 noch im akzeptablen Bereich liegt
- Vorsichtige Reduktion des PEEP, sodass die Oxygenierung gerade noch ausreicht
- Dadurch Reduktion des Atemwegsmitteldrucks, sodass der Verschluss des Lecks gefördert wird
- PHC, wenn erforderlich und möglich

Hieraus können sich folgende Nachteile ergeben:
- Abfall des p_aO_2 und der S_aO_2
- Erhöhung der F_iO_2 erforderlich
- Alveolarkollaps bei zu geringem PEEP
- Hyperkapnie und Abfall des pH-Werts

■ **Pneumothorax**

Aus einem Pneumothorax unter der Beatmung kann sich sehr rasch ein lebensbedrohlicher Spannungspneumothorax entwickeln. Daher gilt:

❯ Beim Nachweis freier Luft im Pleuraspalt unter maschineller Beatmung muss umgehend eine Thoraxdrainage eingeführt werden.

Die Drainage sollte an einen Sog von ca. 20 mbar angeschlossen werden. Wenn erforderlich, muss der Sog erhöht werden, um die Lunge zu entfalten.

■ **Bronchopleurale Fistel**

Die bronchopleurale Fistel, d. h. der anhaltende Austritt von Luft nach Anlegen einer Thoraxdrainage, ist eine seltene Komplikation der maschinellen Beatmung. Das Ausmaß der Luftleckage hängt v. a. vom Druckgradienten zwischen den Atemwegen und dem Pleuraspalt ab: Je höher die Druckdifferenz, desto größer der Übertritt von Luft in den Pleuraspalt bzw. in das Thoraxdrainagesystem. Entsprechend vermehren alle Maßnahmen, die der Entfaltung der Lunge und der Verbesserung des pulmonalen Gasaustausches bei schwerer respiratorischer Insuffizienz dienen, die austretende Luftmenge.

Mögliche Auswirkungen der bronchopleuralen Fistel sind folgende:
- Unvollständige Entfaltung der betroffenen Lunge mit Atelektasen, Störungen des Belüftungs-Durchblutungs-Verhältnisses und Behinderung des Fistelverschlusses

- Verlust des effektiven Atemzugvolumens
- Ungenügende Elimination von CO_2 mit respiratorischer Azidose
- Verlust des PEEP mit Atelektasenbildung und Hypoxie
- Infektionen im Pleuraspalt durch Eindringen infizierter Atemwegssekrete
- Störungen des Beatmungszyklus mit ungenügender Ventilation

Behandlungsziele Das wichtigste Behandlungsziel ist die Förderung des Spontanverschlusses der Fistel. Hierfür sollte ein Atemmodus gewählt werden, bei dem der der intrapulmonale Druck und damit auch die austretende Luftmenge so weit wie möglich reduziert werden. Außerdem muss für eine ausreichende Drainage der Fistel durch eine, gelegentlich auch mehrere, Thoraxdrainagen gesorgt werden.

> ❯ Bei einer bronchopleuralen Fistel sollten Beatmungsmodi mit möglichst niedrigem PEEP, niedrigem p_{max}, niedrigem Atemwegsmitteldruck und kleinem Atemzugvolumen gewählt werden.

Bei sehr schlecht dehnbarer Lunge sind meist PEEP-Werte von >10 mbar erforderlich, um die Lunge vollständig zu entfalten. Partielle Atemmodi mit hohem Spontanatmungsanteil sind günstiger als eine CMV. Hochfrequenzbeatmung und seitengetrennte Beatmung haben sich den anderen Beatmungsmodi bei einer bronchopleuralen Fistel nicht als überlegen erwiesen.

▪ Pneumomediastinum und Pneumoperikard

Pneumomediastinum und Pneumoperikard führen beim Erwachsenen nur extrem selten zu lebensbedrohlichen Störungen der Herz-Kreislauf-Funktion, sind aber potenziell tödliche Komplikationen bei Neugeborenen mit schwerem Atemnotsyndrom. Bei massivem Befund mit entsprechenden kardiovaskulären Störungen muss das Pneumomediastinum oder Pneumoperikard durch invasive Maßnahmen entlastet werden.

■ **Subkutanes Emphysem, Pneumoperitoneum und Pneumoretroperitoneum**

Zwar kann das subkutane Emphysem groteske Ausmaße annehmen, doch ist selbst in diesen Fällen keine spezielle Therapie erforderlich, um die subkutane Luftansammlung zu entlasten. Die wichtigste Maßnahme ist vielmehr die Beseitigung der auslösenden Faktoren.

Dies gilt in ähnlicher Weise für intra- und retroperitoneale Luftansammlungen: Sie schädigen das Gewebe nicht, können aber diagnostische Maßnahmen beeinträchtigen.

22.5.5 Prävention des pulmonalen Barotraumas

Hohe Atemzugvolumina, die von gesunden Lungen ohne Schädigung toleriert werden, gelten als wichtigster Faktor bei der Entstehung des pulmonalen Barotraumas und sollten daher bei Patienten mit diffusen restriktiven oder obstruktiven Lungenerkrankungen nicht angewandt werden. Hierzu gehören ARDS, COPD und Asthma. Bei diesen Erkrankungen sollte mit kleineren Atemzugvolumina als noch allgemein üblich beatmet werden, besonders wenn ein PEEP angewandt wird. Bei schweren Formen der respiratorischen Insuffizienz sollte die PHC erwogen werden. Die Rolle des PEEP bei der Entstehung des Barotraumas ist hingegen nach wie vor strittig.

❯ Ein pulmonales Barotrauma kann nur durch die Beatmung mit niedrigen Hubvolumina (um 6 ml/kg Idealgewicht) bzw. mit niedrigen oberen Atemwegsdrücken (maximal 30 mbar) verhindert werden, ebenso ein Mikrotrauma der Lunge.

■ **Atelektrauma**

Nicht nur die Beatmung mit (zu) hohen, sondern auch die Beatmung mit zu niedrigen Atemzugvolumina kann zum

Volutrauma führen. Hierunter kommt es zur repetitiven Öffnung von Alveolarregionen während der Inspiration (Recruitment) und zum erneuten Kollaps der Regionen in der Exspiration (Derecruitment), d. h. zur erneuten Atelektasenbildung. Dadurch entstehen erhebliche Scherkräfte zwischen gesunden und kranken Alveolarregionen, die die absoluten Beatmungsdrücke um ein Vielfaches übersteigen können.

Für die Prophylaxe oder Minimierung der Atelektraumatisierung wird das „Lung-Recruitment-Manöver", v. a. aber die Beatmung nach dem sog. „Open-Lung-Konzept" empfohlen (► Kap. 15).

22.6 Pulmonale O$_2$-Toxizität

Hohe inspiratorische Sauerstoffkonzentrationen – über einen längeren Zeitraum zugeführt – können sich ungünstig auf die Atmung und das Lungengewebe auswirken. Mögliche Auswirkungen der **isobaren Hyperoxie** sind folgende:

- Dämpfung des Atemantriebs, Hyperkapnie
- Pulmonale Vasodilatation, Störungen des Belüftungs-Durchblutungs-Verhältnisses
- Resorptionsatelektasen
- Akute Tracheobronchitis, Beeinträchtigung der mukoziliären Clearance
- Diffuse alveoläre Schädigung, ARDS
- Bronchopulmonale Dysplasie bei Neugeborenen mit RDS

> ❯ Die Toxizität von Sauerstoff nimmt bei einer F$_i$O$_2$ von >0,6 deutlich zu, daher sollten inspiratorische O$_2$-Konzentrationen von 50–60 % längerfristig möglichst nicht überschritten werden.

Inspiratorische O$_2$-Konzentrationen von weniger als 50–60 % werden auch über Zeiträume von mehreren Tagen oder Wochen ohne Schädigung toleriert. Da aber eine Toxizität von Sauerstoff nicht ausgeschlossen werden kann, sollte hierbei die F_iO_2 so niedrig wie möglich gewählt werden, d. h. nur so hoch, dass der p_aO_2 >60 mm Hg beträgt.

Andererseits muss aber Folgendes beachtet werden:

— Eine Hypoxie ist für den Gesamtorganismus und die Lunge schädlicher als hohe inspiratorische O_2-Konzentrationen (F_iO_2).

— Ein Baro-/Volumentrauma wirkt sich sehr wahrscheinlich wesentlich ungünstiger auf die Lunge aus als eine hohe F_iO_2.

Unabhängig von einer Toxizität können hohe inspiratorische O_2-Konzentrationen in Lungenbezirken mit einem niedrigen Belüftungs-Durchblutungs-Quotienten zu **Resorptionsatelektasen** und damit zum Rechts-links-Shunt führen.

22.7 Verschlechterung des pulmonalen Gasaustausches

Unter der Beatmung kann sich der pulmonale Gasaustausch verschlechtern, sodass eine zunehmende arterielle Hypoxämie entsteht. Die wichtigsten Ursachen sind das Fortschreiten der pulmonalen Grundkrankheit, neu auftretende Lungenschäden und die Bildung von Atelektasen sowie Störungen des Belüftungs-Durchblutungs-Verhältnisses.

■ **Mögliche Ursachen einer zunehmenden arteriellen Hypoxie unter maschineller Beatmung**

— Rechts-links-Shunt:
    — Atelektasen
    — Lungenödem
    — Pneumonie
— Störungen des Belüftungs-Durchblutungs-Verhältnisses:
    — Bronchospasmus
    — Sekretretention

- Endotracheales Absaugen
- Pulmonale Vasodilatation, z. B. durch Medikamente
- Hypoventilation:
  - Ungenügende Eigenatmung des Patienten
  - Gasleckagen
  - Funktionsstörungen oder Fehleinstellung des Beatmungsgeräts
  - Zunahme des physiologischen Totraums
- Änderungen der inspiratorischen O_2-Konzentration:
  - Abfall des Herzzeitvolumens
  - Zunahme des O_2-Verbrauchs
  - Lungenembolie

- **Atelektasen**

Sie entstehen v. a. durch Abnahme der FRC, durch Minderbelüftung basaler Lungenpartien unter kontrollierter Beatmung in Rückenlage und durch Resorption der Atemgase in schlecht belüfteten Alveolarbezirken bei Zufuhr hoher inspiratorischer O_2-Konzentrationen und haben folgende Auswirkungen:
- Verschlechterung der Oxygenierung durch Abnahme der Gasaustauschfläche und Rechts-links-Shunt
- Verminderung der Compliance
- Erhöhung der Atemarbeit
- Begünstigung einer Superinfektion der Lunge

Die Bildung von Atelektasen unter Beatmung kann durch folgende Maßnahmen vermindert werden:
- Erhöhung der FRC durch PEEP (5–15 mbar).
- Lagerungsmaßnahmen: regelmäßiger Lagewechsel auf Seite, Rücken, Bauch oder Rotationsbehandlung in Spezialbetten. Haben sich bereits Atelektasen entwickelt, sollten die Lunge mit den atelektatischen Bezirken vorwiegend oben, die gut belüfteten Lungenabschnitte unten zum Liegen kommen.

— Partielle Beatmung: Ein möglichst hoher Anteil an Spontanatmung bewirkt eine bessere Verteilung des Inspirationsvolumens in den dorsobasalen Lungenabschnitten, v. a.
durch die Kontraktion des Zwerchfells.
— Eine möglichst niedrige F_iO_2 bzw. ein möglichst hoher
N_2-Anteil; Stickstoff beugt Resorptionsatelektasen und
einem Alveolarkollaps vor.

22.8 Beatmungsgerätassoziierte Pneumonie

Synonyme: „Beatmungspneumonie", VAP = „ventilator-associated
pneumonia"
— VAP gehört zu den nosokomialen Pneumonien
(HAP = Hospital Acquired Pneumonia)

Eine Pneumonie wird als beatmungsassoziiert bezeichnet, wenn
der Patient mindestens 48 h beatmet war. Wichtigste Risikofaktoren der Beatmungspneumonie sind die endotracheale
Intubation und die maschinelle Beatmung. Mit zunehmender
Dauer der Intubation und Beatmung nimmt auch die Häufigkeit
der nosokomialen Pneumonie erheblich zu.

22.8.1 Häufigkeit und Letalität

Die Häufigkeit der VAP hängt von der Dauer der Beatmung
ab: In den ersten 5 Beatmungstagen beträgt die Häufigkeit 3 %
pro Tag, bis zum 10. Tag 2 % pro Tag und im weiteren Verlauf
1 % pro Tag. Die durchschnittliche Häufigkeit beträgt für die
invasive Beatmung 3,6 Fälle pro 1000 Beatmungstage, bei der
nichtinvasiven Beatmung dagegen nur 1,25 Fälle pro 1000 nichtinvasive Beatmungstage. In Deutschland ergeben sich etwa
11.300 VAPs pro Jahr auf den Intensivstationen.

VAP verlängert die Dauer des Krankenhausaufenthalts um ca 4-6 Tage.

Die Letalität der beatmungsgerätassoziierten Pneumonie beträgt derzeit bis zu 17 %.

22.8.2 Erreger und Risikofaktoren

Mehr als 60 % aller nosokomialen Pneumonien werden durch **aerobe, gramnegative Bakterien** hervorgerufen, v. a. durch Pseudomonas aeruginosa, Acinetobacter, Proteus, Escherichia coli, Klebsiellen, Hämophilus, Enterobacter cloacae und Legionellen. Unter den **grampositiven** Bakterien dominieren Staphylococcus aureus (zusätzlich MRSA), Streptococcus pneumoniae, ESBL-bildende Enterobakterien u. a. Selten sind hingegen Viren Auslöser der Pneumonie, Pilze meist nur bei erheblicher Immunschwäche.

Als wichtige **Risikofaktoren** einer nosokomialen Pneumonie gelten (RKI 2013):

- Patientenbezogene Risikofaktoren:
  - Alter unter 1 oder über 65 Jahre
  - Vorerkrankungen mit Beeinträchtigung des Immunsystems
  - Schwerwiegende neurologische Beeinträchtigung mit fehlenden Schutzreflexen
  - Schwere COPD
  - Pulmonale Aspiration
- Interventionsbezogene Risikofaktoren:
  - Langzeitintubation und Beatmung
  - Reintubation
  - Mikroaspiration
  - Verabreichung von Sedativa
  - Operative Eingriffe

— Zusätzliche Risikofaktoren bei Kindern:
  ▪ Immundefizienz, -suppression
  ▪ Neuromuskuläre Blockade
  ▪ Genetisch bedingte Syndrome
  ▪ Reintubation und Transport außerhalb der pädiatrischen Intensivstation
  ▪ Enterale Ernährung (im Unterschied zum Erwachsenen)
  ▪ Bronchoskopie

22.8.3 Pathogenese

Die überwiegende Mehrzahl der nosokomialen Pneumonien entsteht durch Mikroaspiration von kontaminiertem subglottischem Sekret entlang der Tubusmanschette. Die Erreger stammen v. a. aus dem Oropharynx bzw. dem Magen (begünstigt durch zu hohen pH-Wert).

22.8.4 Diagnose

Die Diagnose muss sich auf das Vorliegen mehrerer Kriterien stützen:
— Beatmungsdauer >48 h
— Auskultationsbefund
— Radiologisch: pneumonische Infiltrate (neu oder progredient)
— Fieber >38,3 °C
— Leukozytose >10.000/μl oder Leukopenie <4000/μl
— Eitriges Trachealsekret
— Positiver mikrobiologischer Befund im Trachealsekret

Differenzialdiagnose:
— Atelektasen
— Herzinsuffizienz bzw. Überwässerung

- Alveoläre Blutungen
- Interstitielle Lungenerkrankungen
- ARDS
- Lungenarterienembolie

22.8.5 Behandlung

Die **Antibiotikatherapie** der VAP sollte bei begründeten Verdacht **sofort und hochdosiert** erfolgen, da die Letalität von der Beatmungsdauer abhängt.

■ Therapieschema

Nach S3-Leitlinie der AWMF soll die kalkulierte Antibiotikatherapie der Beatmungspneumonie als Kombinationstherapie bei Patienten ohne erhöhtes Risiko für Infektionen mit multiresistenten Erregern (MRE) mit einem Cephalosporin der Gruppe 3a oder mit Aminopenicillinen/β-Laktamaseinhibitoren, Ertapenem oder pneumokokkenwirksamen Fluorchinolonen erfolgen, bei Patienten mit erhöhtem Risiko für MRE-Infektionen mit Piperacillin/Tazobactam oder pseudomonaswirksamen Carbapenemen bzw. Cephalosporinen, anfangs in Kombination mit Aminoglykosid oder einem pseudomonaswirksamen Fluorchinolon. Ceftazidim soll nur in Kokombination angewandt werden (◘ Tab. 22.1).

Die antibiotische Therapie soll in der Regel 8 Tage dauern, bei speziellen Ursachen auch länger, um die Rezidivrate zu senken. Vorteilhafte Wirkungen bestimmter Substanzen oder deren Kombination auf die Letalität von VAP-Patienten sind bisher nicht nachgewiesen worden.

◻ **Tab. 22.1**   Für die initiale kalkulierte Therapie der Beatmungspneumonie geeignete Antibiotika

Wirkstoffgruppe	Beispiele
Acylaminopenicilline + β-Laktamaseinhibitor	Piperacillin/Tazobactam
Cephalosporine Gruppe 3 oder 4	3a: Cefotaxim, Ceftriaxon
	3b: Ceftazidim (nur als Kombinationspartner)
	4: Cefepim
Carbapeneme	Imipenem, Meropenem, Doripenem
Fluorochinolone Gruppe 2 oder 3	2: Ciprofloxacin
	3: Levofloxacin
Aminoglykoside (nur als Kombinationspartner)	Gentamicin, Netilmicin, Tobramycin, Amikacin
Fosfomycin (nur als Kombinationspartner)	–

- **Sonderfälle**
- Bei hoher Inzidenz von MRSA oder länger voraus-
  gegangener Antibiotikatherapie: Kombination mit Vancomycin. Bei MRSA-Pneumonie ist Linezolid dem Vancomycin
  möglicherweise überlegen.
- Bei früh einsetzender, möglicherweise noch außerhalb
  des Krankenhauses erworbener Pneumonie: Kombination
  mit einem Makrolid (Erythromycin, Clarithromycin; zur
  Erfassung von Legionellen, Mykoplasmen oder Chlamydien).

22.8.6 **Prophylaxe der beatmungsgerätassoziierten Pneumonie**

Das Verhindern einer VAP hat beim Intensivpatienten höchste Priorität. Die Kommission für Krankenhaushygiene und Infektionsprävention am Robert-Koch-Institut (KRINKO) bewertet Präventionsmaßnahmen nach den Kategorien der evidenzbasierten Medizin in folgender Weise:

Kategorien der Richtlinie für Krankhaushygiene und Infektionsprävention

- Kategorie IA: höchste Evidenz, beruht auf systematischen Reviews oder hochwertigen Einzelstudien
- Kategorie IB: beruht auf klinischen oder hochwertigen epidemiologischen Untersuchungen und strengen, nachvollziehbaren theoretischen Ableitungen
- Kategorie II: beruht auf hinweisenden Studien/ Untersuchungen
- Kategorie III: Maßnahmen, über deren Wirksamkeit nur unzureichende oder widersprüchliche Hinweise vorliegen, sodass eine Empfehlung nicht möglich ist
- Kategorie IV: Anforderungen, Maßnahmen und Verfahrensweisen, die durch allgemein geltende Rechtsvorschriften zu beachten sind

- **Basismaßnahmen**
a) Händehygiene gehört zu den wichtigsten Präventionsmaßnahmen nosokomialer Infektionen (siehe Empfehlungen der KRINKO zur Händehygiene)!
b) Arbeitskleidung und persönliche Schutzausrüstung: Schutzkittel, Munde-Nasen-Schutz, ggf. Schutzbrille

zum Schutz des Personals vor bakteriellen oder viralen Erregern; Verhinderung der Erregerübertragung von Patient zu Patient bzw. vom Personal auf den Patienten.

c) Schulung und Anleitung der Mitarbeiter in der VAP-Prävention (Kat. IV).

d) Ausreichende personelle Besetzung der Intensivstation.

e) Mikrobiologische Überwachung (Surveillance):
   — Auf routinemäßige mikrobiologische Kulturen des Trachealsekretes kann verzichtet werden, wenn kein Verdacht auf Infektion oder Ausbruch besteht (Kat. II).
   — Die Infektionsüberwachung beatmungsassoziierter Pneumonien besitzt eine hohe Priorität (Kat. II).

■ **Apparativ-technische Maßnahmen**

a) Wechsel von Beatmungsschläuchen nicht häufiger als alle 7 Tage; häufigerer Wechsel senkt nicht die Pneumonierate (Kat. IA).

b) Sofortiger Wechsel beschädigter oder sichtbar verschmutzter Beatmungsschläuche (Kat. IV).

c) Aktive und passive Atemgasbefeuchtung:
   — In Bezug auf VAP: kein Befeuchtersystem (aktiv vs. passiv) überlegen (Kat. IA).
   — Auswahl der Filter nach klinischen Gesichtspunkten; Produkte mit längerer Standzeit sollten bevorzugt werden.
   — Bei aktiver Befeuchtung: regelmäßige Entleerung der Wasserfallen.
   — Die Angaben der Hersteller sind zu berücksichtigen (Kat. IV)!

d) Endotrachealtuben:
   — Nutzen silberbeschichteter Endotrachealtuben ungeklärt (Kat. III).
   — Konstanter Cuffdruck zwischen 20–30 mbar (Kat. IB).
   — Verwendung von Endotrachealtuben zur subglottischen Sekretdrainage, wenn zu erwartende Beatmungsdauer >72 h (Kat. IA).

- Die Umintubation auf einen Endotrachealtubus mit subglottischer Sekretabsaugung mit dem zugehörigen Pneumonierisiko gegen den Vorteil einer subglottischen Sekretdrainage abwägen.
- Ungeklärt: Art der Sekretdrainage (intermittierend oder kontinuierlich) und des präventiven Nutzens von Cuffs aus Polyurethan bzw. mit neuerer Cuff-Geometrie (Kat. III).
- Pädiatrische Besonderheiten: Einfluss von Trachealtuben mit „high-volume, low pressure cuff" auf die VAP von Kindern ungeklärt (Kat. III).

e) Endotracheale Absaugung:
- Infektionsprävention: kein Unterschied zwischen offenen und geschlossenen Absaugsystemen (Kat. IA).
- Bevorzugung geschlossener Absaugsysteme, da sie längere Wechselzeiten zulassen; Wechsel der Systeme mindestens 1-mal pro Woche (Kat. II).
- Einsatz geschlossener Absaugsysteme bei Patients mit multiresistenten Erregern (MRE) in den Atemwegen oder Atemwegsinfektion mit MRE (Kat. II).
- Beim offenen endotrachealen Absaugen: sterile Katheter und sterile Handschuhe verwenden und anschließend verwerfen; der Überleitungsschlauch zum Absaugflüssigkeitsbehälter kann mit keimarmer Flüssigkeit gespült werden.
- Verwendung steriler Flüssigkeiten zur Mobilisierung von Atemwegssekret.
- Bei geschlossenen Systemen: nach Gebrauch das gesamte System mit steriler Flüssigkeiten spülen.

f) Medikamentenvernebler im Beatmungssystem:
- Beim Umgang mit Medikamentenverneblern: hygienische Händedesinfektion und Tragen von Einmalhandschuhen (Kat. IA).
- Aufbereiten aller Anteile des Medikamentenverneblers alle 24 h sowie bei jedem Patientenwechsel nach Angaben des Herstellers.

- Spezielle Vernebler mit bakteriendichter Trennfläche zwischen Medikamentenreservoir und Inspirationsschenkel erlauben eine längere Verwendungsdauer (Herstellerangaben beachten).
- Wenn möglich: Einsatz von Einmalverneblern, um Aufbereitungs- und Lagerungsprobleme zu vermeiden.
- Medikamente für die Inhalationstherapie sind aus sterilen Einmalgebinden zu entnehmen und ausschließlich patientenbezogen zu verwenden (Kat. II).

- **Patientenbezogene Maßnahmen**
  a) Venenzugänge: periphere Venenkanülen (pVK) gegenüber ZVK bevorzugen; kein routinemäßiger Wechsel der pVKs, kein Einsatz von Mandrins, stattdessen steriles Extensionsset verwenden
  b) Endotracheale Intubation: Bevorzugung der orotrachealen Intubation gegenüber der nasotrachealen Intubation (Kat. II).
  c) Zur Intubation: hygienische Händedesinfektion und keimarme Handschuhe.
  d) Endotrachealtubus und Führungsstab unter aseptischen Kautelen anreichen.
  e) Tracheotomie: kein Nachweis, dass durch frühzeitige Tracheotomie die Häufigkeit von VAP reduziert wird (Kat. II).
  f) Nichtinvasive Beatmung: Erwägen einer NIV, um eine endotracheale Intubation zu vermeiden.
  g) Lagerungsmaßnahmen:
     - Oberkörperhochlagerung **kein** unabhängiger Faktor der VAP-Prävention.
     - Oberkörperhochlagerung senkt nicht die Pneumonierate, außer als Bestandteil von Behandlungsbündeln.
     - Einsatz kinetischer Betten für die VAP-Prävention wird nicht empfohlen.
     - Lagerung nach klinischen Gesichtspunkten; Bedeutung der Lagerung für die VAP-Prävention ungeklärt (Kat. III).

h) Hygienische Mundpflege:
- Regelmäßige Mundpflege mit antiseptisch wirksamen Substanzen (Kat. IA).

i) Enterale Ernährung:
- Die enterale Ernährung sollte einer parenteralen Ernährung vorgezogen werden (Kat. II).
- Ob die Ernährungssonde gastral oder duodenal platziert werden soll, kann derzeit nicht angegeben werden (Kat. III).
- Ob die Nahrung im Bolus oder kontinuierlich zugeführt werden soll, kann derzeit nicht angegeben werden (Kat. III).
- Wann mit der enteralen Ernährung begonnen werden soll, kann derzeit nicht angegeben werden (Kat. III).

j) Probiotika:
- Die Anwendung von Probiotika zur VAP-Prävention kann derzeit nicht empfohlen werden (Kat. III).

- **Pharmakologische Maßnahmen**

a) Selektive Darmdekontamination (SSD):
- Kein Nachweis einer Senkung der Pneumonierate und Letalität unter SSD.
- Colistin im Rahmen der SSD könnte den Selektionsdruck für resistente Varianten erhöhen.
- Keine Empfehlung zum generellen Einsatz einer SSD, sondern individualmedizinische Abwägung.
- Bei regelmäßigen Einsatz der SSD bei beatmeten Patienten: Kolonisation-Surveillance auf Colistin-resistente gramnegative Erreger empfohlen.

b) Stressblutungsprophylaxe:
- Keine Stressblutungsprophylaxe mit alkalisierenden Substanzen bei enteral ernährten Patienten (Kat. IB).
- Bei parenteraler Ernährung: strenge Indikationsstellung für Stressblutungsprophylaxe.

c) Sedierung:
   ▬ Leitliniengerechte Steuerung der Analgesie und Sedie-
   rung bei beatmeten Patienten; Ziel: Verkürzung der
   Beatmungsdauer (Kat. II).

■ **Maßnahmenbündel zur VAP-Prävention**
a) Präventionsmaßnahmen in Maßnahmenbündel
   zusammenfassen und Einhaltung regelmäßig mit Check-
   listen überprüfen (Kat. IB).
b) Bei der Zusammensetzung der Bündel lokale Gegeben-
   heiten berücksichtigen.

Weiterführende Literatur

AWMF (2017) 3-Leitlinie Epidemiologie, Diagnostik und Therapie
   erwachsener Patienten mit nosokomialer Pneumonie – Update
   2017. ▶ https://www.awmf.org/uploads/tx_szleitlinien/020-013l_
   S3_Nosokomiale_Pneumonie_Erwachsener_2017-11.pdf
AWMF (2018) S3 Leitlinie Strategien zur Sicherung rationaler Anti-
   biotika-Anwendung im Krankenhaus update 2018. ▶ https://
   www.awmf.org/uploads/tx_szleitlinien/092-001k_S3_Strategien-
   zur-Sicherung-rationaler-Antibiotika-Anwendung-im-Kranken-
   haus_2019-04.pdf
File TM Jr (2010) Recommendations for treatment of hospital-ac-
   quired and ventilator-associated pneumonia: review of recent
   international guidelines. Clin Infect Dis 51(1):S42–S47
Futier E, Jaber S (2014) Lung-protective ventilation in abdominal
   surgery. Curr Opin Crit Care 20:426–430
Guillamet CV, Kollef M (2015) Update on ventilator-associated pneumonia. Curr Opin Crit Care 21:430–438
Kommission für Krankenhaushygiene und Infektionsprävention am
   Robert-Koch-Institut (KRINKO) (2013) Prävention der nosokomialen beatmungsassoziierten Pneumonie. Bundesgesund-
   heitsbl Gesundheitsforsch Gesundheitsschutz 56:1578–1590

Rello J, Lisboa T, Koulenti D (2014) Respiratory infections in patients undergoing mechanical ventilation. Lancet Respir Med 2:764–774

Saddy F, Sutherasan Y, Rocco PR, Pelosi P (2014) Ventilator-associated lung injury during assisted mechanical ventilation. Semin Respir Crit Care Med 35:409–417

Sandiumenge A, Diaz E, Bodi M, Rello J (2003) Therapy of ventilator-associated pneumonia. A patient-based approach based on the ten rules of "The Tarragona Strategy". Intensive Care Med 29:876–883

Slutsky AS, Ranieri V (2013) Ventilator-induced lung injury. Review. N Engl J Med 369:2126–2136

Weaning – Entwöhnung von der Beatmung

© Springer-Verlag GmbH Deutschland, ein Teil von Springer Nature 2019
R. Larsen, T. Ziegenfuß, *Pocket Guide Beatmung*,
https://doi.org/10.1007/978-3-662-59657-9_23

23.1 Wann soll mit der Entwöhnung begonnen werden?

Grundsätzlich sollte der Patient **so früh wie möglich** von der Beatmung entwöhnt werden. Entscheidend ist dabei der richtige Zeitpunkt, denn

- eine zu frühe Extubation/Dekanülierung führt zu Reintubation/Rekanülierung mit erhöhtem Pneumonie- und Letalitätsrisiko und verlängert die Krankenhausverweildauer;
- eine zu späte Extubation erhöht das Risiko von Beatmungskomplikationen.

Standardisierte Weaningprotokolle Es gibt Hinweise, dass durch den Einsatz standardisierter Weaningprotokolle die Dauer der maschinellen Beatmung, die Dauer der Entwöhnungsphase und die Aufenthaltsdauer auf der Intensivstation verkürzt werden kann (Blackwood et al. 2014). Dies gelingt am ehesten bei Patienten von internistischen, chirurgischen und gemischten Intensivstationen, dagegen nicht bei neurochirurgischen Patienten.

❯ **AWMF-S3-Leitlinie 2017**
Bei Erwachsenen, die länger als 24 h invasiv beatmet wurden, sollte bei der Entwöhnung von der Beatmung ein standardisiertes Protokoll (Weaningprotokoll) eingesetzt werden

23.2 Welche Kriterien sollten erfüllt sein?

Mit der Entwöhnung sollte erst begonnen werden, wenn folgende Voraussetzungen erfüllt sind:

1. Klinisch:
   - Ausreichender Hustenstoß, erhaltener Schluckreflex
   - Keine exzessive Sekretproduktion
   - Keine anatomisch bedingte Verlegung der oberen Atemwege
   - Rückbildung der akuten Erkrankung/Störung die zur Intubation geführt hat
   - Kein akuter Infekt
2. Ausreichende Oxygenierung:
   - S_aO_2 ≥90 % bei F_iO_2 ≤0,4 (bei chronischer respiratorischer Insuffizienz >85 %) oder p_aO_2/F_iO_2 >150 mm Hg
   - PEEP ≤8 mbar
   - IPS ≤8 mbar oder Atemzeitverhältnis <1:1
3. Ausreichende Ventilation:
   - Atemfrequenz <35/min
   - Atemzugvolumen >5 ml/kg Idealgewicht
   - AF/VT <105 (= RSBI)
   - p_aCO_2 <55 mm Hg und pH-Wert >7,3 (bei COPD werden höhere p_aCO_2-Werte toleriert)
4. Ausreichend gesicherte Atemwege:
   - Patient wach
   - Erhaltener Schluckreflex

 — Kräftiger Hustenstoß
 — Keine übermäßige Produktion von Atemwegssekreten
5. Klinische Stabilität:
 — Herzfrequenz <140/min
 — Systolischer Blutdruck 90–160 mm Hg (keine oder nur geringe Dosen von Katecholaminen, z. B. Noradrenalin <0,2 µg/kg/min)
 — Metabolisch: keine relevante metabolische Azidose bzw. BE nicht <–5 mmol/l
 — Keine Sedierung oder adäquate mentale Funktion unter Sedierung (RASS 0/–1)

23.2.1 Entwöhnungsindizes

Indizes können hilfreich sein, aber eine sorgfältige klinische Einschätzung des Patienten durch den erfahrenen Intensivmediziner nicht ersetzen:

 ■ **Atemwegsokklusionsdruck (p0,1):** Messparameter des Atemantriebs; zeigt die effektive inspiratorische Bemühung des Patienten an. Normalwert 1–2 mbar; erhöht bei respiratorischer Insuffizienz; bei Werten von 3–6 mbar ist eine erfolgreiche Entwöhnung unwahrscheinlich, bei 1–2 mbar wahrscheinlich erfolgreich.
 ■ **„Rapid-shallow-Breathing-Index" (RSBI; f/V$_T$-Index):** kennzeichnet eine schnelle, flache Atmung, die sich meist rasch nach der Extubation entwickelt und ein **Weaningversagen** anzeigt. Der Wert sollte ohne Druckunterstützung ermittelt werden. Klinisch gilt Folgendes:
 — RSBI <100: Extubation ist in 80 % der Fälle erfolgreich.
 — RSBI >100: Extubationsversuch scheitert in 95 % der Fälle.

23.3 Einfache Entwöhnung: Spontanatmungsversuch

Sind die Entwöhnungskriterien erfüllt, kann ein Spontanatmungsversuch unternommen werden (= diskontinuierliches
Weaning). Hierfür wird die Beatmung unterbrochen; und der
Patient atmet über ein **T-Stück** spontan. Druckunterstützte
Spontanatmung (PSV) ist beim einfachen Weaning effektiver als
die T-Stück-Atmung (Ladeira et al. 2014). Bei einigen Patienten
kann eine automatische Tubuskompensation eingesetzt werden,
um die Atemarbeit zu vermindern. Der Spontanatmungsversuch kann anhand der Atemfrequenz und des Quotienten aus
Atemfrequenz und Atemzugvolumen (RSBI, ► Abschn. 23.2.1)
beurteilt werden. Weaningprotokolle können v. a. bei kurz-
zeitiger Beatmung hilfreich sein.

❯ Kriterien für einen erfolgreichen Spontanatmungsversuch
sind eine Atemfrequenz <35/min und ein RSBI <105.

Der Erfolg des Spontanatmungsversuchs entscheidet sich in
den ersten 30 min. Sind die im Kasten angegebenen Kriterien
auch nach 30 min noch erfüllt, können mehr als 70–80 % der
Patienten bereits nach dem ersten Versuch erfolgreich extubiert
werden.

Beim Spontanatmungsversuch muss der Patient sorgfältig
überwacht werden. Bei Hinweisen auf ein Versagen sollte die
Beatmung rechtzeitig wieder aufgenommen werden, um eine
vollständige respiratorische Dekompensation zu verhindern.

■ **Anzeichen für ein Scheitern des Spontanatemversuchs**
▬ Tachypnoe >35/min
▬ Asynchrone Atembewegungen, Schaukelatmung
▬ Nasenflügeln, Zyanose, S_aO_2-Abfall <90 %
▬ Kaltschweißigkeit
▬ Tachykardie >140/min

- Hypertonie p_{syst} >180 mm Hg
- Hypotonie p_{syst} <90 mm Hg
- Agitiertheit, Ängstlichkeit

Scheitert ein Spontanatmungsversuch, sollte möglichst täglich ein erneuter Versuch – **diesmal allerdings mit PSV** – (► Abschn. 23.4) unternommen werden, um den frühest möglichen Extubationszeitpunkt nicht zu verpassen.

23.3.1 Maßnahmen nach der Extubation

Vor allem nach einer Langzeitbeatmung ist auch nach der Extubation noch eine intensive krankengymnastische und atemtherapeutische Betreuung erforderlich, um den Erfolg der Entwöhnung zu sichern. Hierzu gehören:
- Cuff-Leak-Test vor Extubation, um die Wahrscheinlichkeit eines Postextubationsstridors festzustellen (Häufigkeit 2–16 %)
- Sekretentfernung durch nasotracheales oder bronchoskopisches Absaugen, v. a. in den ersten Stunden nach der Extubation
- Zufuhr von Sauerstoff über Nasensonde oder Gesichtsmaske
- Inzentive Spirometrie
- Mobilisation
- Nichtinvasive Beatmung (NIV; ► Kap. 19)

❯ Ein Weaningversagen liegt laut der Internationalen Task Force vor bei gescheitertem Spontanatemversuch, Re-Intubation/Re-Kanülierung und/oder erneuter ventilatorischer Unterstützung sowie bei Tod innerhalb von 48 h nach Extubation.

23.4 Schwierige und prolongierte Entwöhnung

Schwierigkeiten bei der Entwöhnung sind meistens **multifaktoriell** bedingt:

— Gestörter Atemantrieb
— Vermehrte Belastung der Atemmuskulatur
— Ermüdete Atemmuskulatur

Nach der internationalen Klassifikation werden beim Weaning 3 Patientengruppen unterschieden:

— Gruppe 1: Einfache Entwöhnung („simple weaning"): Etwa 80 % aller Intensivpatienten können nach dem ersten Spontanatmungsversuch erfolgreich extubiert werden.
— Gruppe 2: Schwierige Entwöhnung („difficult weaning"): Bei etwa 20 % der Beatmungspatienten scheitert der 1. Spontanatmungsversuch. Ab dem 1. gescheiterten Spontanatemversuch sollten weitere Versuche nur noch mit IPS (PSV) erfolgen.
— Gruppe 3: Prolongierte Entwöhnung („prolonged weaning"): Etwa 15 % der Patienten können trotz 1-wöchiger Weaningphase und 3 Spontanatmungsversuchen nicht extubiert werden.

23.4.1 Prolongiertes Weaning (Gruppe 3)

Bei der prolongierten Entwöhnung vom Respirator werden 3 Untergruppen unterschieden:

— 3 A: prolongiertes Weaning ohne NIV: erfolgreich mit Extubation erst nach mindestens 3 erfolglosen Spontanatmungsversuchen oder Beatmung über mehr als 7 Tage nach erstem erfolglosem Spontanatemversuch ohne NIV

- 3 B: prolongiertes Weaning mit NIV: erfolgreich mit Extubation/Dekanülierung erst nach mindestens 3 erfolglosen Spontanatmungsversuchen oder Beatmung über mehr als 7 Tage nach erstem erfolglosem Spontanatemversuch und nur durch Einsatz von NIV
- 3 C: erfolgloses Weaning: Tod oder Entlassung mit invasiver Beatmung über Tracheostoma

23.4.2 Kontinuierliches Weaning

Mit partiellen, die Spontanatmung unterstützenden Beatmungsverfahren können die Atemmuskulatur trainiert, der maschinelle Atemanteil schrittweise vermindert und der Anteil der Spontanatmung entsprechend erhöht werden. Meist wird hierfür der **PSV-Modus** verwendet.

- **Praktisches Vorgehen**
- Titration des Druckniveaus, bis die Atemfrequenz des Patienten unterhalb von 25–30 mbar liegt.
- Danach – schrittweise – weitere Reduzierung des Drucks, bis der Patient extubiert werden kann (meist <8 mbar).
- Ein PEEP von 5–8 mbar sollte bis zur Extubation aufrechterhalten werden. Auch bei COPD-Patienten kann die Atemarbeit durch einen niedrigen PEEP zumeist vermindert werden.

23.4.3 Diskontinuierliches (intermittierendes) Weaning

- **Weaningphasen ohne Beatmungsgerät**

Hierbei wird der Patient mehrmals täglich vom Beatmungsgerät abgehängt und zur Spontanatmung an ein T-Stück angeschlossen (bevorzugt in sitzender Position). Ziel ist die Rekonditionierung der Atemmuskulatur. Die Spontanatmungsphasen dauern in der Regel länger (>30 min bzw. 120 min) als beim Spontanatmungsversuch (▶ Abschn. 23.3). Der Patient kann extubiert werden, wenn die Spontanatemphasen ausreichend lang sind (z. B. >18 h). Wenn nötig, kann anschließend eine NIV eingesetzt werden.

■ **Weaningphasen mit Beatmungsgerät**

Reicht die Kraft der Atemmuskulatur für Spontanatemphasen ohne Gerät nicht aus, kann das Atemtraining auch durch phasenweise deutliche Reduktion der Druckunterstützung am Beatmungsgerät erfolgen. Hierbei können bei den einzelnen Spontanatemphasen jeweils unterschiedliche Druckunterstützungen angewandt werden.

23.4.4 Automatisiertes Weaning

Mit dem in einigen Respiratoren integrierten automatisierten SmartCare-System können – verglichen mit nicht automatisiertem Weaning – die Entwöhnungszeit, der Extubationszeitpunkt und die Aufenthaltsdauer auf der Intensivstation verkürzt werden, ebenso der Anteil an Patienten, die länger als 21 Tage beatmet werden müssen (Burns et al. 2014).

❯ Unter SIMV kann die Atemarbeit erheblich zunehmen, darum sollte dieser Modus beim prolongierten Weaning nicht eingesetzt werden.

23.4.5 Nichtinvasive Beatmung

In Weaning-Zentren sollte frühzeitig NIV eingesetzt werden, um ein Weaningversagen zu verhindern.

NIV nach invasiver Beatmung senkt die Reintubations-, Tracheotomie- und Komplikationsrate, weiterhin die beatmungsassoziierte Letalität, verbessert also die Gesamtprognose nach Weaningversagen. Dies gilt besonders für COPD-Patienten.

23.4.6 Begleitende Therapiemaßnahmen bei schwieriger und prolongierter Entwöhnung

- Keine Steigerung der Atemarbeit und keine Beeinträchtigung des Atemantriebs
- Nachts Erhöhung der Atemunterstützung, damit sich die Atemmuskulatur wieder erholen kann
- Verständliche und ausreichende Aufklärung des Patienten über die geplanten Schritte des Entwöhnungsvorgangs
- Passive Mobilisierung so früh wie möglich, aktive ebenfalls, vorausgesetzt der Patient ist kooperativ
- Ausreichende Anxiolyse, Analgesie und antidelirante Therapie, dabei die atemdepressorischen Wirkungen beachten; Benzodiazepine wegen ihrer muskelrelaxierenden Wirkung nur in niedriger Dosierung verabreichen
- Angepasste Ernährung (möglichst enteral) mit einem ausreichenden Kalorienangebot (erhöhter Fett-, reduzierter Kohlenhydratanteil) und Phosphatsubstitution zur Regeneration oder Aufrechterhaltung der Atemmuskulatur v. a. nach Langzeitbeatmung

23.4.7 Terminales Weaning

Bei einigen Patienten stellt sich die Frage, ob die Therapie beendet werden soll, weil keine medizinisch sinnvollen Therapieziele mehr erreicht werden können. In dieser Situation ist in

Anlehnung an die AWMF-S2k-Leitlinie u. a. Folgendes zu berücksichtigen-

— In Gesprächen mit den Angehörigen sollte anstelle des Begriffs „Therapieabbruch" der Begriff „Therapieziel-änderung" verwendet werden. Den Angehörigen sollte verdeutlicht werden, dass hierbei die Symptomlinderung im Vordergrund steht. Die Gespräche sollten strukturiert ablaufen.

— Der Wille des Patienten (Patientverfügung, mutmaßlicher Wille) oder die Entscheidung durch dessen Betreuer

— Wenn keine Entscheidung durch den Patienten möglich (mutmaßlicher Wille nicht bekannt): Entscheidungsfindung im Gespräch zwischen Arzt, Angehörigen des Patienten und Pflegekräften

— Bei Konflikten innerhalb der Familie oder zwischen Familie und behandelnden Ärzten solle eine Ethikkomitee eingeschaltet werden

— Stress, Atemnot, Leiden sollten durch individuelle medikamentöse Anxiolyse und Sedierung gelindert werden, auch wenn hierdurch das Leben verkürzt wird.

— Die Entscheidung zum Therapieabbruch und der anschließende Ablauf sollten sorgfältig dokumentiert werden

Weiterführende Literatur

AWMF (2014) Prolongiertes Weaning. S2k-Leitlinie herausgegeben von der Deutschen Gesellschaft für Pneumologie und Beatmungsmedizin e. V. Gültig bis 30.01.2019. ► https://www.awmf.org/uploads/tx_szleitlinien/020-015l_S2k_Prolongiertes_Weaning_2014_01_verlaengert_01.pdf

AWMF (2017) S3-Leitlinie Invasive Beatmung und Einsatz extrakorporaler Verfahren bei akuter respiratorischer Insuffizienz, 1. Aufl., Langversion, Stand 04.12.2017. ► https://www.awmf.org/uploads/tx_szleitlinien/001-021l_S3_Invasive_Beatmung_2017-12.pdf

Blackwood B, Burns KEA, Cardwell CR, O'Halloran P (2014) Protocolized versus non-protocolized weaning for reducing the duration of mechanical ventilation in critically ill adult patients. Cochrane Database Syst Rev 2014(11):CD006904

Bosma KJ, Read BA, Bahrgard Nikoo MJ, Jones PM, Priestap FA, Lewis JF (2016) A pilot randomized trial comparing weaning from mechanical ventilation on pressure support versus proportional assist ventilation. Crit Care Med 44:1098–1108

Burns KEA, Meade MO, Premji A, Adhikari NKJ (2013) Use of non-invasive ventilation (a mask ventilator) holds promise as a method to make it easier to remove adults from conventional ventilators. Cochrane Database Syst Rev 2013(12):CD004127

Burns KEA, Lellouche F, Nisenbaum R, Lessard MR, Friedrich JO (2014) Automated weaning and SBT systems versus non-automated weaning strategies for weaning time in invasively ventilated critically ill adults. Cochrane Database Syst Rev 2014(9):CD008638

Ferrer M, Sellares J, Torres A (2014) Noninvasive ventilation in withdrawal from mechanical ventilation. Semin Respir Crit Care Med 35:507–518

Ladeira MT, Vital FM, Andriolo RB, Andriolo BN, Atallah AN, Peccin MS (2014) Pressure Support versus t-tube for weaning from mechanical ventilation in adults. Cochrane Database Syst Rev 2014(5):CD006056

Akutes Lungenversagen (ARDS)

© Springer-Verlag GmbH Deutschland, ein Teil von Springer Nature 2019
R. Larsen, T. Ziegenfuß, *Pocket Guide Beatmung*,
https://doi.org/10.1007/978-3-662-59657-9_24

24.1 Begriffsbestimmung

Synonyme: „acute respiratory distress syndrome", akutes Atemnotsyndrom.

Das ARDS ist eine akute, schwere pulmonale Insuffizienz, hervorgerufen durch unterschiedliche Noxen. Das ARDS ist keine Krankheitseinheit, sondern ein **entzündliches Syndrom** der Lunge, gekennzeichnet durch eine diffuse alveoläre Schädigung und eine gesteigerte Permeabilität der Lungenkapillaren mit Zunahme des extravasalen Lungenwassers (nichtkardiogenes Lungenödem).

Berlin-Definition der ARDS Definition Task Force (2012) Im Gegensatz zur alten AECC-Definition von 1994 berücksichtigt die Berlin-Definition v. a. den Einfluss von PEEP auf den Oxygenierungsindex, verzichtet auf den Begriff des ALI und ersetzt ihn durch den des leichten ARDS:

- Zeitverlauf: Akuter Beginn mit rascher Zunahme der Symptome und klinischen Zeichen, Entwicklung innerhalb 1 Woche nach einem bekannten klinischen Insult oder neue oder sich verschlechternde respiratorische Symptome.

- Thoraxröntgenaufnahme oder CT: Bilaterale Verschattungen, die nicht vollständig durch Pleuraergüsse, Atelektasen (Lappen- oder Lungenkollaps) oder maligne Rundherde erklärt werden können.
- Ursprung des Ödems: Es liegt ein respiratorisches Versagen vor, das nicht vollständig durch Herzinsuffizienz oder Volumenüberladung erklärt werden kann. Wenn kein Risikofaktor vorhanden ist, sind zur Objektivierung weitere Untersuchungen erforderlich (z. B. Echokardiografie), um ein hydrostatisches Ödem auszuschließen.

24.2 Häufigkeit

Die Häufigkeit des ARDS ist nicht genau bekannt, vermutlich treten 2–8 Erkrankungsfälle pro 100.000 Einwohner auf.

24.3 Schweregrad

Der Schweregrad ergibt sich aus dem **Ausmaß der Oxygenierungsstörung** bzw. dem Horowitz-Oxygenierungsindex. Danach werden 3 Schweregrade des ARDS unterschieden:

- Leicht: p_aO_2/F_iO_2 ≤300 mm Hg, aber >200 mm Hg mit PEEP oder CPAP ≥5 cm H_2O
- Mäßig: p_aO_2/F_iO_2 ≤200 mm Hg, aber >100 mm Hg mit PEEP ≥5 cm H_2O
- Schwer: p_aO_2/F_iO_2 ≤100 mm Hg mit PEEP ≥5 cm H_2O

24.4 Ätiologie

Das Syndrom ARDS wird zwar durch eine Vielzahl unterschiedlicher Noxen – direkt oder indirekt – ausgelöst, doch sind das klinisches Bild und die pathologisch-anatomischen Veränderungen bei den meisten Patienten ähnlich.

- ■ **Auslöser oder Risikofaktoren für ein ARDS**
- ▬ **Infektionen (Bakterien, Viren, Pilze, Parasiten):**
  - ▬ Primäre Pneumonien
  - ▬ Intraabdominelle Infektionen
  - ▬ Extraabdominelle Infektionen
- ▬ **Trauma:**
  - ▬ Hämorrhagischer Schock mit Massivtransfusionen
  - ▬ Verbrennung
  - ▬ Lungenkontusion
  - ▬ Quetschwunden
  - ▬ Fettembolie bei Frakturen der langen Röhrenknochen
- ▬ **Inhalationstrauma der Lunge:**
  - ▬ Toxische Gase oder Dämpfe
  - ▬ Sauerstoff
  - ▬ Saurer Magensaft
  - ▬ Beinaheertrinken
- ▬ **Metabolische Auslöser:**
  - ▬ Nierenversagen
  - ▬ Leberversagen
  - ▬ Diabetische Ketoazidose
- ▬ **Medikamente und Gifte (Auswahl):**
  - ▬ Barbituratvergiftung, andere Schlafmittel (z. B. bromhaltige)
  - ▬ Kokain
  - ▬ Heroin, Methadon
  - ▬ Ergotamin
  - ▬ Paraquat
  - ▬ Organische Phosphate

— **Verschiedene Auslöser (Auswahl):**
  — Pankreatitis
  — Extrakorporale Zirkulation
  — Disseminierte intravasale Gerinnung
  — Präeklampsie/Eklampsie
  — Fruchtwasserembolie
  — Chorioamnionitis
  — Luftembolie
  — Darminfarkt
  — Massivtransfusionen
  — Systemischer Lupus erythematodes
  — Erhängen
  — Atemwegsobstruktion

> ❯ Pulmonale Infektionen, Sepsis nichtpulmonaler Ursache sowie Thorax- und Polytrauma sind die wichtigsten Auslöser eines ARDS.

24.5 Pathogenese und pathologische Anatomie

Bereits beim frühen ARDS sind Flüssigkeitsgehalt und Gewicht der Lunge erhöht („wet lung") und der Luftgehalt vermindert. Im Spätstadium ist die Lunge makroskopisch düsterrot, ihre Konsistenz leberartig (Hepatisation).

Im Zentrum der Pathogenese des ARDS steht die Schädigung der alveolokapillären Membran durch eine Entzündungsreaktion. Unabhängig von der auslösenden Ursache und den anfänglichen pathogenetischen Mechanismen entwickelt sich schließlich ein einheitliches morphologisches Bild der Lungenschädigung. Hierbei können vereinfacht 3 Stadien unterschieden werden:

— Exsudative inflammatorische Phase oder Akutstadium: Kapillarleckagesyndrom („capillary leak syndrome"), alveoläres Ödem

— Frühe proliferative Phase oder Intermediärstadium: mit
   hyalinen Membranen in Alveolen und Alveolargängen,
   kapillären Mikrothromben, eiweißreichem Exsudat, geringer
   Fibrosierung (reversibel)
— Späte proliferative Phase oder chronisches Stadium: genera-
   lisierte Fibrose der Lunge, stark verdickte Kapillarmembran
   mit Abnahme der Kapillarfläche; häufig tödlicher Verlauf

24.6 Pathophysiologie

Pathophysiologisch ist das ARDS durch folgende Veränderungen
gekennzeichnet:
— Nichtkardiogenes Lungenödem durch Zunahme der
   Permeabilität der alveolokapillären Membranen und den
   erhöhten Pulmonalarteriendruck. Das extravasale Lungenwasser ist erhöht, die Compliance der Lunge erniedrigt.
— Schwere Hypoxämie, d. h. Abfall des p_aO_2 unter Raumluftatmung oder Abnahme des Oxygenierungsindex.

24.6.1 Hypoxämie

Die Hypoxämie (Abfall des p_aO_2) unter Raumluftbeatmung bzw.
die Abnahme des Oxygenierungsindex p_aO_2/F_iO_2 entsteht im
Wesentlichen durch 2 Mechanismen:

**Intrapulmonaler Rechts-links-Shunt (echte Shuntdurch-
blutung)** Die Alveolen werden weiter durchblutet, aber nicht
belüftet. Der Shuntanteil beträgt bei leichteren Formen ca.
25–30 % des Herzzeitvolumens, bei schweren Formen bis zu
70 %. Die shuntbedingte arterielle Hypoxie kann durch Erhöhung
der inspiratorischen O_2-Konzentration **nicht** beeinflusst werden.

Störungen des Belüftungs-Durchblutungs-Verhältnisses Kleine Gebiete mit niedrigem Ventilations-Perfusions-Quotienten, die ebenfalls zur Hypoxie beitragen. Sie werden durch Erhöhung der inspiratorischen O_2-Konzentration günstig beeinflusst.

Im Frühstadium des ARDS ist der p_aCO_2 meist erniedrigt, bedingt durch eine **kompensatorische Hyperventilation** noch gesunder Alveolarbezirke, also Areale mit hohem Ventilations-Perfusions-Quotienten.

▪ Abnahme der FRC

Beim ARDS nimmt die FRC ab, meist auf die Hälfte des Normalwerts. Ursachen sind einerseits der Kollaps von Alveolen und andererseits die Überflutung von Alveolen mit Ödemflüssigkeit. Durch die Abnahme der FRC nimmt der intrapulmonale Rechts-links-Shunt zu und hierdurch auch die Hypoxämie.

▪ Ungleichmäßige Verteilung der Atemluft ventilierter und nichtventilierter Bezirke

Pulmonale Verdichtungen treten v. a. in den abhängigen Lungenpartien auf. Somit sind ventilierte und nichtventilierte Bezirke in der ARDS-Lunge ungleichmäßig verteilt. Nach Gattinoni und Caironi (2010) können folgende 3 Zonen der ARDS-Lunge unterschieden werden:

━ **Zone H** (h = „healthy"): Umfasst gesunde Lungenbezirke mit normaler Compliance und FRC sowie normalem Belüftungs-Durchblutungs-Verhältnis. Beim schweren ARDS oft nur noch 20–30 % normal ventilierte und durchblutete Areale, sog. **Babylunge.**

━ **Zone R** (r = „recruitable"): Umfasst atelektatische Areale, die durch entsprechendes Atemzugvolumen und/oder PEEP entfaltet (rekrutiert) werden können, also für den pulmonalen Gasaustausch noch potenziell rekrutierbar sind und damit in die Zone H überführt werden können.

- **Zone D** (d = „diseased"): Gekennzeichnet durch alveoläre Verdichtungen mit wahrer Shuntdurchblutung und vaskuläre Verdichtungen mit Totraumventilation. In beiden Verdichtungsbezirken ist kein pulmonaler Gasaustausch mehr möglich.

24.6.2 Pulmonale Hypertonie

Bereits im Frühstadium des ARDS nimmt der pulmonalarterioläre Widerstand zu, bedingt durch Mikro- und Makrothrombosen der pulmonalen Strombahn sowie durch eine hypoxische pulmonale Vasokonstriktion. Initial kann die pulmonale Hypertonie noch durch Vasodilatatoren beeinflusst werden, später ist sie fixiert und therapierefraktär. Der Lungenkapillarenverschlussdruck (Wedge-Druck) ist hingegen beim ARDS normal, vorausgesetzt, es besteht keine Linksherzinsuffizienz.

24.7 Klinische Stadien

Vereinfacht können klinisch folgende 3 Stadien des ARDS unterschieden werden:

- **Stadium I:** Am Anfang steht ein auslösendes Ereignis, z. B. Schock, Sepsis, Trauma, Aspiration; 12–24 h später entwickeln sich folgende Zeichen:
  - Schnelle, tiefe Atmung, die teilweise als Dyspnoe empfunden wird.
  - Kompensatorische Hyperventilation: erniedrigter p_aCO_2, erhöhter pH-Wert (respiratorische Alkalose).
  - Meist geringgradige Hypoxämie (leicht erniedrigter p_aO_2).
  - Erweiterte segmentale Lungengefäße im hilusnahen Bereich.

— **Stadium II:**
  — Schwere Hypoxämie mit extrem erniedrigtem p_aO_2 trotz anhaltender Hyperventilation.
  — Der Patient ist blass-zyanotisch, tachykard, benommen und verwirrt und wegen der gesteigerten Atemarbeit erschöpft.
  — Auskultatorisch: feinblasige Rasselgeräusche.
  — Röntgenologisch: interstitielles Lungenödem mit feinen, schleierartigen Verschattungen wechselnder Intensität, die unregelmäßig über die Lunge verteilt und von normal aussehenden Strukturen abgegrenzt sind. In der Nähe der erweiterten Gefäße sind kleine azinäre Strukturen zu erkennen.
— **Stadium III:**
  — Schwere Hypoxämie trotz hoher Beatmungsdrücke und hoher inspiratorischer O_2-Konzentrationen.
  — Anstieg des p_aCO_2 durch mehr und mehr zunehmende alveoläre Totraumventilation; schließlich respiratorische Globalinsuffizienz.
  — Radiologie: typische großflächige konfluierende Verschattungen, die sog. **„weiße Lunge"**.

24.8 Diagnose

Die Diagnose ARDS ergibt sich aus Anamnese, klinischem Bild, radiologischen Veränderungen der Lunge, Blutgasanalyse, Lungenfunktionsparametern und hämodynamischen Veränderungen.

24.8.1 Klinisches Bild

Das initiale klinische Bild des ARDS beruht auf dem Lungenödem und der Hypoxämie. Allerdings sind die Zeichen und Symptome – **Dyspnoe, flache, schnelle Atmung, Zyanose,**

interkostale Einziehungen – unspezifisch und werden im weiteren Verlauf durch therapeutische Maßnahmen verändert.

24.8.2 Blutgasanalyse

- Initial: p_aO_2 und p_aCO_2 erniedrigt (kompensatorische Hyperventilation bei Hypoxämie).
- Typischerweise kein oder nur geringer Anstieg des paO_2 bei Erhöhung der inspiratorischen O_2-Konzentration
- Zunahme des alveoloarteriellen O_2-Partialdruckgradienten (Rechts-links-Shunt)
- In späteren Stadien: Hyperkapnie bei ausgeprägter Hypoxämie (schwere respiratorische Globalinsuffizienz)

24.8.3 Röntgenbild des Thorax

Bereits frühzeitig, d. h. innerhalb von 12–24 h, entwickeln sich bei den meisten Patienten die beschriebenen diffusen bilateralen alveolären Infiltrationen ohne Veränderung der Herzgröße oder Pleuraergüsse. Im weiteren Verlauf entsteht das typische Bild der **weißen Lunge** des ARDS. Im Endstadium findet sich eine retikuläre Zeichnung.

24.8.4 CT der Lunge

Das CT der Lunge ist für die Diagnostik eines ARDS zunächst nicht erforderlich, jedoch können hiermit im weiteren Verlauf die Verteilung der Lungenparenchymveränderungen nachgewiesen werden, außerdem lokalisierte Prozesse wie ein Pneumothorax ventraler oder dorsaler Lungenabschnitte, Pleuraergüsse, Abszesse oder Bullae.

24.8.5 Pulmonalarteriendruck und Wedge-Druck

Der Pulmonalarteriendruck ist beim ARDS frühzeitig erhöht, der pulmonale Wedge-Druck (PCWP) dagegen meist normal (<18 mm Hg) – im Gegensatz zum kardialen Lungenödem. Insgesamt ist aber der Nutzen des Pulmonaliskatheters für die ARDS-Diagnostik und -Therapie nicht gesichert; vielmehr muss mit katheterspezifischen Komplikationen gerechnet werden. In der Berlin-Definition ist der PCWP als ARDS-Kriterium nicht mehr enthalten.

24.8.6 Extravasales Lungenwasser

Durch die Bestimmung des extravasalen Lungenwassers kann das ARDS bereits frühzeitig diagnostiziert werden, denn die Zunahme des extravasalen Lungenwassers (normal 5 ml/kg, bei ARDS meist >15 ml/kg) gehört zu den ersten pathogenetischen Veränderungen. Außerdem kann mithilfe der Lungenwasserbestimmung die Behandlung des Lungenödems gesteuert werden.

24.8.7 Lungencompliance

Bei Patienten mit ARDS ist die Atemwegscompliance erniedrigt. Ursache hierfür ist die verminderte pulmonale Compliance, oft kombiniert mit einer Abnahme der extrapulmonalen Thoraxwandcompliance. Bei beatmeten Patienten kann die totale statische Compliance orientierend nach folgender Formel abgeschätzt werden:

$$C_{tstat}(ml/cm\,H_2O) = V_T \Big/ \left(p_{endinsp} - PEEP\right)$$

24.8.8 Differenzialdiagnose

Zu den wichtigsten Erkrankungen, die bei Verdacht auf ARDS differenzialdiagnostisch erwogen werden müssen, gehören:

- Kardiales Lungenödem
- Lungenembolie
- Primäre bakterielle oder virale Pneumonien
- Hypersensitivitätspneumonien
- Eosinophile Pneumonien
- Fulminante idiopathische fibrosierende Alveolitiden
- Medikamenteninduzierte Lungenerkrankungen

24.9 Therapie

Eine spezifische Therapie des ARDS gibt es derzeit nicht. Im Mittelpunkt der Behandlung steht vielmehr die invasive maschinelle **Beatmung mit PEEP,** ergänzt durch andere supportive Maßnahmen. Hierzu gehören:

- Stützung der Herz-Kreislauf-Funktion
- Flüssigkeits- und Ernährungstherapie
- Prävention und Behandlung von Infektionen und (iatrogenen) Komplikationen

Wenn immer möglich, sollte die auslösende Ursache beseitigt bzw. die zugrunde liegende Erkrankung behandelt werden.

In ◘ Tab. 24.1 sind evidenzbasierte Therapieansätze beim ARDS aufgeführt.

24.9.1 Beatmungstherapie

Die meisten Patienten mit ARDS benötigen eine frühzeitige invasive Beatmung mit einem PEEP, bei leichten Formen

◻ Tab. 24.1 Evidenzbewertung verschiedener Therapieansätze beim ARDS. (Nach Kopp und Kuhlen 2007 und Cochrane Database)

Therapiemaßnahme	Empfehlung	Evidenzgrad
Beatmungsstrategien		
Lungenprotektive Beatmung mit niedrigen Atemzugvolumina und PHC	Ja	A
Positiver endexspiratorischer Druck (PEEP)	Ja	C
Beatmungsform	Unsicher	
Recruitmentmanöver	Unsicher	
Erhalt der Spontanatmung	Ja	C
Hochfrequenzbeatmung	Unsicher	
Partielle Flüssigkeitsbeatmung (PLV)	Nein	B, erhöhtes Risiko für Komplikationen
Lagerungstherapie		
Routinemäßige Bauchlagerung bei leichtem ARDS (ALI)	Nein	B
Bauchlagerung bei schwerem ARDS	Ja	C
Extrakorporale Membranoxygenierung (ECMO)		
Routineeinsatz	Nein	C
Notfalleinsatz zur Verhinderung von Hypoxie	Ja	E

(Fortsetzung)

◼ Tab. 24.1 (Fortsetzung)

Therapiemaßnahme	Empfehlung	Evidenzgrad
Pharmakologische Therapie		
Routineeinsatz von inhaliertem Stickstoffmonoxid	Nein	A
Inhaliertes Stickstoffmonoxid zur Verhinderung von Hypoxie	Ja	C
Surfactant	Unsicher	
Glukokortikoide in der Frühphase des ARDS	Nein	A
Glukokortikoide in der Spätphase des ARDS	Nein	B
Ibuprofen	Nein	C
Ketoconazol	Nein	C
Lisofyllin	Nein	C
Parenterale Gabe von Antioxidanzien	Unsicher	

A = höchste Evidenz, E = niedrigste Evidenz

("ALI") kann eine CPAP-Atmung ausreichend sein. Der Stellenwert der nichtinvasiven Beatmung ist dagegen nicht definiert. Die AWMF- S3-Leitlinie (2017) empfiehlt, NIV nur bei leichtem bis mittelschwerem ARDS ($paO_2/FiO_2 = 201$–300 mm Hg) versuchsweise einzusetzen und nur in spezialisierten Zentren unter ständiger Intubationsbereitschaft und kontinuierlichem Monitoring (schwacher Empfehlungsgrad). Weiterhin empfiehlt

die Leitlinie bei diesen Patienten einen Behandlungsversuch mit
High-Flow-Sauerstofftherapie (HFNC).

❯ **Die „prophylaktische" Beatmung mit PEEP kann die
Entwicklung eines ARDS nicht verhindern!**

■ **Wann soll mit der Beatmung begonnen werden?**

Als wesentliches Kriterium für den Beginn der Beatmungstherapie gilt der zunehmende Abfall des arteriellen pO_2 trotz
Zufuhr von O_2. Der arterielle pCO_2 ist initial meist erniedrigt
und daher als Kriterium weniger hilfreich; ein normaler p_aCO_2
trotz schwerer Hypoxie sollte jedoch als Hinweis auf ein dro-
hendes Ventilationsversagen gewertet werden.

❯ **Bei schwerem ARDS ($paO_2/FiO_2 \leq 100$ mg sollte primär
invasiv beatmet werden (S3-Leitlilnie 2017).**

■ **Ziele der Beatmung**

Grundlegendes Ziel der Beatmungstherapie beim ARDS ist die
Beseitigung der schweren Hypoxämie, v. a. durch Erhöhung
der erniedrigten FRC mit PEEP und Verbesserung des
Ventilations-Perfusions-Verhältnisses. Um zusätzliche Schäden
der Lunge durch eine konventionelle Beatmung zu vermeiden,
ist eine **lungenprotektive Beatmung mit niedrigen Atemzugvolumina** erforderlich.

Die Ziele der Beatmungstherapie beim schweren ARDS
sind folgende:

━ Rekrutierung der infiltrierten, atelektatischen und konsoli-
  dierten („verfestigten") Lunge
━ Verminderung des erhöhten anatomischen und alveolären
  Totraums
━ Vermeidung einer hohen inspiratorischen O_2-Konzentration
━ Schutz der ventilierten Lunge
━ Aufrechterhaltung der Spontanatmung, wenn möglich

24.9.2 Lungenprotektive Beatmung

Aufgrund der ARDS verminderten Compliance sind zur Erzielung eines bestimmten Atemzugvolumens erheblich höhere Drücke erforderlich als bei gesunder Lunge; d. h. die Druck-Volumen-Kurve ist beim ARDS deutlich abgeflacht.

Dabei wird das Frischgas mit jedem Atemzug nicht gleichmäßig in der ARDS-Lunge verteilt, sondern vorzugsweise in den gesunden Lungenarealen (Zone H nach Gattinoni und Caironi 2010). Unter bestimmten Umständen lässt sich auch die (atelektatische) Zone R belüften. Die erkrankte Zone D nimmt nie an der Ventilation teil und kann auch mit noch so aggressiver oder differenzierter Beatmung nicht eröffnet werden; sie muss vielmehr zunächst regenerieren. Bei schwerem ARDS kann sich ein Großteil der Lunge zur Zone D verändert haben, sodass nur noch ein sehr kleiner Teil der Lunge beatmet werden kann („Babylunge").

Hohe Atemzugvolumina, hohe obere Atemwegsdrücke und hohe inspiratorische O_2-Konzentrationen (>60 %) können das ARDS verstärken. Daher soll die Beatmung lungenprotektiv erfolgen, d. h. mit niedrigen Atemzugvolumina, ausreichend hohem PEEP und einer möglichst niedrigen inspiratorischen O_2-Konzentration.

Allerdings kann auch eine Beatmung mit **zu niedrigen Lungenvolumina** die Lunge zusätzlich schädigen, und zwar durch zyklisches Recruitment und Derecruitment, das mit erheblichen interalveolären Scherkräften verbunden ist (Atelektrauma; ▶ Kap. 22).

- **Lungenprotektive Beatmung beim ARDS**
- Niedrige Atemzugvolumina (Beginn z. B. mit 8 ml/kg, dann in weniger als 4 h Reduktion auf 7, dann auf 6 ml/kg Idealgewicht bzw. p_{max} <30 cm H_2O, bei sehr adipösen Patienten eventuell auch höher

- Atemfrequenz bis zu 35/min, um das erforderliche Atemminutenvolumen zu erreichen (oft 7–9 l/min; bei schweren Formen aber wesentlich höher
- PEEP 10–15 mbar (wenn nötig auch höher)
- I:E = 1:2–1:1; eventuell auch Beatmung mit umgekehrtem Atemzeitverhältnis (IRV)
- Spontanatmung möglichst erhalten und unterstützen (z. B. mit APRV)
- Vermeidung hoher inspiratorischer O_2-Konzentrationen unter Beachtung der Zielwerte der Oxygenierung: p_aO_2; 60–70 mm Hg; S_aO_2 möglichst >90 %
- Wenn erforderlich: PHC, pH_a-Wert 7,15–7,2, unabhängig von der Höhe des p_aCO_2
- Bei schwerem ARDS ggf. Beatmung in Bauchlage

■ **Weitere Maßnahmen**
- Verminderung des Lungenödems
- Negative Flüssigkeitsbilanz, wenn kardiozirkulatorisch vertretbar
- Diuretika bei Zeichen der Volumenüberladung
- Kontinuierliche venovenöse Hämofiltration bei diuretikaresistenter Volumenüberladung

24.9.3 Positiver endexspiratorischer Atemwegsdruck (PEEP)

PEEP ist der Grundpfeiler der Beatmungstherapie beim ARDS (❑ Tab. 24.1). PEEP erhöht die FRC und verbessert die Oxygenierung. Günstige Effekte des PEEP sind v. a. dann zu erwarten, wenn noch rekrutierbare Alveolarbezirke vorhanden sind, der PEEP also frühzeitig eingesetzt wird. Der Anteil belüfteter Lungenareale nimmt mit steigendem PEEP zu, der Rechtslinks-Shunt ab. Nach dem sog. „Open-Lung-Konzept" ist ein ausreichender PEEP notwendig, um die durch die erhöhten inspiratorischen Drücke eröffneten Lungenareale offenzuhalten (▶ Kap. 15). Andererseits kann durch falsche Anwendung eines PEEP die Lungenschädigung weiter zunehmen, wenn die Durchblutung ventilierter Lungenbezirke durch den erhöhten alveolären Druck zusätzlich vermindert wird.

Die optimale Höhe des PEEP und die Kriterien, mit denen dieser Wert ermittelt werden kann, sind nach wie vor strittig. Es gilt aber:

> ❱ Beim ARDS sollte der PEEP zwischen 10 und 15 mbar eingestellt werden, bei schwerer Oxygenierungsstörung höher. Endinspiratorische Drücke von 30 mbar sollten nicht überschritten werden.

Hohe PEEP-Werte haben keinen Einfluss auf die Krankenhausletalität, verbessern aber die Oxygenierung der Patienten am 1., 3. und 7. Behandlungstag (Santa Cruz et al. 2013).

24.9.4 Beatmungsverfahren

Bei der **druckkontrollierten Beatmung** (PCV) wird die Lunge gleichmäßiger belüftet als bei der volumenkontrollierten Beatmung (VCV). Sie wird daher häufig bevorzugt. Vorteile gegenüber der volumenkontrollierten Beatmung sind allerdings bisher nicht nachgewiesen worden (Chacko et al. 2015). Zu den für die Beatmung des Patienten mit ARDS verwendeten Verfahren der druckkontrollierten Beatmung gehören:

- pcCMV: mit normalem Atemzeitverhältnis
- pcIRV: druckkontrollierte Beatmung mit umgekehrtem Atemzeitverhältnis
- APRV: „airway pressure release ventilation"
- BIPAP: Beatmung mit biphasischem positivem Atemwegsdruck

- **pcIRV**

Durch pcIRV kann häufig die Oxygenierung mit niedrigeren Beatmungsspitzendrücken und geringerem PEEP verbessert werden als durch eine druck- oder volumenkontrollierte Beatmung mit normalem Atemzeitverhältnis. Die Überlegenheit im Vergleich mit anderen Verfahren ist allerdings nicht gesichert. Auch muss bei der pcIRV die Spontanatmung vollständig ausgeschaltet und der Patient entsprechend sediert, u. U. auch relaxiert werden. Dieser Nachteil wird bei der APRV vermieden.

- **„Airway pressure release ventilation" (APRV) und BIPAP**

Einzelheiten dieser Techniken sind in ▶ Kap. 7 und 8 beschrieben. Möglicherweise kann durch die APRV die Oxygenierung mit niedrigeren mittleren Atemwegsdrücken stärker verbessert werden als mit der IRV; außerdem sind weniger Sedativa und Muskelrelaxanzien erforderlich. APRV setzt aber eine erhaltene Spontanatmung voraus. Dann kann die Technik meist auch bei schwerem ARDS angewandt werden. Ein günstiger Einfluss auf die Letalität ist bisher nicht nachgewiesen worden.

Weiterhin kann APRV mit BIPAP kombiniert werden (APRV-BIPAP, ▶ Kap. 7). Auch hiermit ist ein Einfluss auf die Überlebensrate von ARDS-Patienten nicht gesichert.

- **PHC, lungenprotektive Beatmung**

Bei der lungenprotektiven Beatmung schwerer ARDS-Formen mit niedrigen Atemzugvolumina, individuellem PEEP und niedrigen Beatmungsspitzendrücken entwickelt sich zwangsläufig eine Hyperkapnie (PHC, ▶ Kap. 14), die in Kauf genommen werden muss. Entsteht die Hyperkapnie langsam, d. h. im Verlauf mehrerer Stunden oder Tage, so sind die Auswirkungen gering: selbst extreme Anstiege des p_aCO_2, z. B. auf 100 mm Hg und mehr werden meist gut toleriert. Bei einem

Anstieg des p_aCO_2 um 100 % kann die Beatmung um mindestens 50 % reduziert werden. Ein Abfall des p_aO_2 lässt sich hierbei meist durch eine geringe Erhöhung der inspiratorischen O_2-Konzentration oder des PEEP kompensieren. Insgesamt werden durch lungenprotektive Beatmung die 28-Tage-Letalität und die Krankenhausletalität gesenkt, durch Anwendung hoher Atemzugvolumina und Spitzendrücke dagegen gesteigert (Petrucci und De Feo 2013).

Komplikationen   Unter der PHC entwickelt sich eine respiratorische Azidose, jedoch sinkt der pH_a-Wert nur selten unter 7,2 ab, sodass sie im Wesentlichen vernachlässigt werden kann, zumal sich die ebenfalls entstehende intrazelluläre Azidose innerhalb weniger Stunden normalisiert. Weitere mögliche Komplikationen sind:

- Zerebrale Krampfanfälle (meist nur bei sehr stark erhöhten p_aCO_2-Werten)
- Systemische Vasodilatation mit Blutdruckabfall
- Beeinträchtigung der Myokardkontraktilität durch die hyperkapnische Azidose
- Herzrhythmusstörungen
- Steigerung des pulmonalarteriellen Drucks
- Hyperkaliämie
- Rechtsverschiebung der O_2-Bindungskurve
- Veränderte Pharmakokinetik einiger Pharmaka

24.9.5 Muskelrelaxanzien

Möglicherweise kann durch Einsatz von Muskelrelaxanzien in der Frühphase der Beatmung ein beatmungsinduzierter Lungenschaden stärker reduziert werden als ohne Relaxierung. Somit kann nach heutigem Kenntnisstand eine kurzzeitige Muskelrelaxierung bei ARDS-Beatmung in den ersten 2 Tagen erwogen werden.

24.9.6   Beatmung in Bauchlage

In Rückenlage finden sich in den abhängigen posterobasalen Lungenabschnitten von ARDS-Patienten nahezu regelmäßig Verdichtungen, bedingt durch Minderbelüftung und Atelektasen. Hierdurch wird die Oxygenierung beeinträchtigt. Durch Umlagerung des Patienten aus der Rücken- in die Bauchlage kann häufig die Oxygenierung verbessert werden, erkennbar an einem deutlichen Anstieg des p_aO_2. Ursache dieses Effekts ist vermutlich eine Verbesserung des Belüftungs-Durchblutungs-Verhältnisses (▶ Kap. 16).

In der PROSEVA-Studie (Guérin et al. 2013) konnte durch frühe intermittierende Bauchlagerung bei schwerem ARDS (16 h Bauchlage, gefolgt von 8 h Rückenlage) die Letalität um fast 50 % gesenkt werden. Komplikationen traten dabei nicht auf. Das Verfahren lässt sich auch bei Patienten anwenden, die eine Katecholamintherapie benötigen.

24.9.7   Inhalation von Vasodilatatoren

Bei Patienten mit ARDS können durch die Inhalation von Vasodilatatoren wie NO oder Prostazyklin die Oxygenierung verbessert und der pulmonalarterielle Druck gesenkt werden. Dagegen steigern systemisch zugeführte Vasodilatatoren den Rechts-links-Shunt und verschlechtern so die Oxygenierung.

Stickstoffmonoxid (NO)   Das Gas relaxiert die Gefäßmuskulatur und senkt einen erhöhten Pulmonalarteriendruck. Die Oxygenierung wird nachweislich vorübergehend verbessert, die Prognose des ARDS jedoch nicht. Der Routineeinsatz wird daher nicht empfohlen, allenfalls ein **Rescue-Einsatz** bei schwerstem ARDS. Gefahr: Beeinträchtigung der Nierenfunktion (Gebistorf et al. 2016).

Prostazyklin Durch Inhalation von aerosoliertem Prostazyklin kann ebenfalls eine selektive Vasodilatation gut belüfteter Alveolen erreicht werden. Dadurch wird der Gasaustausch meist verbessert. Ein günstiger Einfluss auf den Verlauf des ARDS ist aber nicht gesichert.

24.9.8 Unkonventionelle Atemunterstützung

▪ **Hochfrequenzbeatmung (HFV)**

Bei der Anwendung von HFV wird versucht, mit sehr kleinen Hubvolumina und sehr hohen Beatmungsfrequenzen die Oxygenierung zu optimieren und gleichzeitig den beatmungsassoziierten Lungenschaden (VALI) zu verhindern. HFO kann bei schweren Oxygenierungsstörungen erwogen werden (▶ Abschn. 17.3.3), hat jedoch keinen Einfluss auf die Krankenhausverweildauer und die 30-Tage-Letalität (Sud et al. 2016)

▪ **Extrakorporale Lungenunterstützung (ECMO)**

ECMO kann erwogen werden, wenn trotz optimaler Therapie ständig die inspiratorische O_2-Konzentration und der Beatmungsdruck gesteigert werden müssen, um eine ausreichende Oxygenierung und CO_2-Elimination aufrechtzuerhalten. Unter ECMO können das Atemzugvolumen, PEEP, Plateaudruck und driving pressure (Plateaudruck minus PEEP), Atemfrequenz und Atemminutenvolumen reduziert werden. Die Senkung des driving pressure wirkt sich davon als einziger unabhängiger Faktor günstig auf die Krankenhausletalität der ARDS-Patienten aus. Die Letalität der venoarteriellen ECMO beträgt in Deutschland 58 %, international etwa 40 % (Karagiannidis et al. 2016).

━ **Indikationen:**

━ Schwere Hypoxämie: Oxygenierungsindex (p_aO_2/F_iO_2) <80 mm Hg für 6 h trotz angemessenem PEEP und einer F_iO_2 >90 %, oder

- Unkompensierte respiratorische Azidose (pH$_a$ <7,15–7,2 trotz hoher Beatmungsdrücke
- **Relative Kontraindikationen:**
  - Vorangegangene invasive Beatmung für mehr als 7 Tage
  - Immunsuppression
  - Progrediente Hirnblutung, irreversible Hirnschädigung
  - Terminale maligne Erkrankung
- **Fast-Entry-Kriterien:** Um schwere Schädigungen zu verhindern, empfehlen einige Autoren einen früheren Beginn der ECMO:
  - p_aO_2 <50 mm Hg für mehr als 2 h bei einer F_iO_2 von 1,0 und einem PEEP von >10 mbar unter Maximaltherapie bei potenziell reversibler Lungenschädigung

24.9.9 Medikamente

Glukokortikoide   Kortikosteroide wirken antiinflammatorisch und antiproliferativ, begünstigen aber auch bakterielle und mykotische Superinfektionen. Hochdosierte Kortikoide erhöhen die Letalität des ARDS und sind daher nicht indiziert. Dagegen kann eine niedrig dosierte Kortikoidtherapie erwogen werden.

Immunonutrition   In einer prospektiven Untersuchung konnte die Dauer der Beatmungspflichtigkeit der ARDS-Patienten durch eine enterale Ernährung, die antiinflammatorisch wirkende Substanzen (Eicosapentaensäure und γ-Linolensäure) und Antioxidanzien (Vitamin C und E, β-Karotin, Taurin, L-Carnitin) enthielt, verkürzt werden Bis zur Bestätigung dieser Ergebnisse gilt die Immunonutrition jedoch nicht als Standardtherapie des ARDS.

24.9.10 Flüssigkeitstherapie

Eine hohe Volumenzufuhr kann das extravasale Lungenwasser erhöhen und dadurch die Oxygenierung verschlechtern; bei restriktiver (konservativer) Volumenzufuhr kann dagegen das Herzzeitvolumen abfallen.

- ■ **Wie viel Volumen?**

Oft wird beim ARDS eine konservative, restriktive Volumenzufuhr bevorzugt (■ Tab. 24.2).

■ **Tab. 24.2** Flüssigkeitsbehandlung beim ARDS-Patienten. Vereinfachte Version des FACT-Algorithmus zur konservativen (restriktiven) Flüssigkeitstherapie bei ARDS. (Nach NHLBI ARDS Clinical Network et al. 2006; Calfee und Matthay 2007)

ZVD (mm Hg) (empfohlen)	PCWP (mm Hg) (optional)	Urin <0,5 ml/kg KG/h	Urin ≥0,5 ml/kg KG/h
>8	>12	Furosemid	Furosemid
4–8	8–12	Volumen	Furosemid
<4	<12	Volumen	Keine Intervention

Voraussetzung: Mittlerer arterieller Blutdruck >60 mm Hg ohne Vasopressoren (also: kein Schock) für mindestens 12 h; Furosemid: z. B. 20 mg i. v. oder 3 mg/h Infusion (maximal 620 mg/Tag); Volumen: z. B. 15 ml/kg KG kristalloide Lösung (ca. 1000 ml beim Erwachsenen); bei Urinausscheidung <0,5 ml/kg KG/h: jeweils 1 h nach Intervention erneute Einschätzung; bei Urinausscheidung ≥0,5 ml/kg KG/h: jeweils 4 h nach Intervention erneute Einschätzung

- **Welche Volumenersatzmittel?**

Ob kristalloide Lösungen oder kolloidale Lösungen zu bevorzugen sind, ist nach wie vor unklar. Einige Untersuchungen legen einen Vorteil für die Verwendung von Albumin zusammen mit Furosemid nahe; ein Einfluss auf die Überlebensrate konnte jedoch nicht nachgewiesen werden. Hydroxyethylstärke (HES) ist nicht indiziert.

24.9.11 Prognose des ARDS

Die ARDS Definition Task Force hat 2012 folgende Letalitätszahlen veröffentlicht:

- Leichtes ARDS: 27 %
- Mäßiges ARDS: 32 %
- Schweres ARDS (p_aO_2/F_iO_2 <100): 52 %

Bei den meisten Patienten beruht der Tod auf Komplikationen anderer Organsysteme; nur 20 % sterben am respiratorischen Versagen.

Weiterführende Literatur

ARDS Definition Task Force, Ranieri VM, Rubenfeld GD, Thompson BT, Ferguson ND, Caldwell E, Fan E, Camporota L, Slutsky AS (2012) Acute respiratory distress syndrome. The Berlin definition. JAMA 307(23):2526–2533

AWMF. S3-Leitlinie Invasive Beatmung und Einsatz extrakorporaler Verfahren bei akuter respiratorischer Insuffizienz, 1. Aufl., Langversion, Stand 04.12.2017. ► https://www.awmf.org/uploads/tx_szleitlinien/001-021l_S3_Invasive_Beatmung_2017-12.pdf

Calfee CS, Matthay MA (2007) Nonventilatory treatments for acute lung injury and ARDS. Chest 131:913–920

Chacko B, Peter JV, Tharyan P, John G, Jeyaseelan L (2015) Pressure-controlled versus volume-controlled ventilation for acute respiratory failure due to acute lung injury (ALI) or acute respiratory distress syndrome (ARDS). Cochrane Database Syst Rev 1:CD008807

Dushiantan A, Cusack R, Chee N, Dunn JO, Grocott MP (2014) Perceptions of diagnosis and management of patients with acute respiratory distress syndrome: a survey of United Kingdom intensive care physicians. BMC Anesthesiol 14:87

Gattinoni L, Caironi P (2010) Prone positioning: beyond physiology. Anesthesiology 113:1262–1264

Gebistorf F, Karam O, Wetterslev J, Afshari A (2016) Inhaled nitric oxide for acute respiratory distress syndrome (ARDS) in children and adults. Cochrane Database Syst Rev 2016(6):CD002787

Guérin C, Reignier J, Richard JC, Beuret P, Gacouin A, Boulain T, Mercier E, Badet M, Mercat A, Baudin O, Clavel M, Chatellier D, Jaber S, Rosselli S, Mancebo J, Sirodot M, Hilbert G, Bengler C, Richecoeur J, Gainnier M, Bayle F, Bourdin G, Leray V, Girard R, Baboi L, Ayzac L, PROSEVA Study Group (2013) Prone positioning in severe acute respiratory distress syndrome. N Engl J Med 368:2159–2168

Karagiannidis C, Windisch W (2016) Epidemiologie und Mortalität der Herz- und Lungenersatzverfahren in Deutschland zwischen 2007 und 2014. Med Klin Intensivmed Notfmed 11:556–559

Kopp R, Kuhlen R (2007) Therapie des respiratorischen Versagens. In: Kuhlen R, Rossaint R (Hrsg) Evidenzbasierte Medizin in Anästhesie und Intensivmedizin, 2. Aufl. Springer, Berlin, S 227–236

Kredel M, Bierbaum U, Lotz C, Küstermann J, Roewer N, Muellenbach RM (2015) Therapie des akuten Lungenversagens. Umfrage an deutschen ARDS-Zentren und wissenschaftliche Evidenz. Anaesthesist 64:277–285

Neto S, Schmidt M, Azevedo LC et al (2016) Associations between ventilator settings during extracorporeal membrane oxygenation for refractory hypoxemia and outcome in patients with acute respiratory distress syndrome: a pooled individual patient data analysis: Mechanical ventilation during ECMO. Intensive Care Med. ▶ https://doi.org/10.1007/s00134-016-4507-0

NHLBI Acute Respiratory Distress Syndrome (ARDS) Clinical Trials
Network, Wiedemann HP, WheelerAP, Bernard GR, Thompson
BT, Hayden D, et al. (2006) Comparison of two fluid-manage-
ment strategiesin acute lung injury. N Engl J Med 354:2564–2575

Petrucci N, De Feo C (2013) Lung protective ventilation strategy for
the acute respiratory distress syndrome. Cochrane Database
Syst Rev 2013(2):CD003844

Santa Cruz R, Rojas JI, Nervi R, Heredia R, Ciapponi A (2013) High
versus low positive end-expiratory pressure (PEEP) levels for
mechanically ventilated adult patients with acute lung injury
and acute respiratory distress syndrome. Cochrane Database
Syst Rev 2013(6):CD009098

Staudinger T (2017) Extrakorporale Membranoxygenierung. Systemaus-
wahl, (Kontra-)Indikationen und Management. Med Klin Intensivmed Notfallmed 112: 295–302. Open Access Publikation. ▶ https://
link.springer.com/content/pdf/10.1007%2Fs00063-017-0279-8.pdf

Sud S, Sud M, Friedrich JO, Wunsch H, Meade MO, Ferguson ND,
Adhikari NKJ (2016) High-frequency oscillatory ventilation versus conventional ventilation for acute respiratory distress syndrome. Cochrane Database Syst Rev 4:CD004085

Akute respiratorische Insuffizienz bei chronisch-obstruktiver Lungener-krankung (COPD)

© Springer-Verlag GmbH Deutschland, ein Teil von
Springer Nature 2019
R. Larsen, T. Ziegenfuß, *Pocket Guide Beatmung*,
https://doi.org/10.1007/978-3-662-59657-9_25

25.1 Begriffsbestimmungen

Der Begriff COPD („chronic obstructive pulmonary disease")
umfasst die chronisch-obstruktive Bronchitis und das Lungenemphysem.

Beide Erkrankungen gehen mit einer **Atemwegsobstruktion**
einher, die – im Gegensatz zum reversiblen Asthma bronchiale
(▶ Kap. 26) – fixiert oder nur partiell reversibel ist. Daher
wird das Asthma nicht zur COPD gerechnet, obwohl diese
Erkrankung ebenfalls Phasen geringer Reversibilität aufweisen
oder in eine Erkrankung mit chronischer Atemwegsobstruktion
übergehen kann. Die beiden wesentlichen Ursachen der Atemwegsobstruktionen sind:

1. Eine Entzündung der kleinen Atemwege (obstruktive
   Bronchiolitis)
2. Eine Zerstörung von Lungengewebe (Emphysem)

Die obstruktive Bronchiolitis und das Emphysem können einen Kollaps der Atemwege während der Exspiration hervorrufen und dadurch die Lunge überblähen.

GOLD[1]-Schweregradeinteilung der Atemwegsobstruktion nach der Einsekundenkapazität, FEV1 (nach Bronchodilatation)

GOLD I (leicht) - FEV1 $\geq$80 % des Sollwerts

GOLD II (mittelgradig) - FEV1 50–79 % des Sollwerts

GOLD III (schwer) - FEV1 30–49 % des Sollwerts

GOLD IV (sehr schwer) - FEV1 <30 % des Sollwerts

Chronisch-obstruktive Bronchitis   WHO-Definition: Husten und Auswurf über mindestens 3 Monate im Jahr in 2 aufeinanderfolgenden Jahren; spezifische Erkrankungen oder Bronchiektasen als Ursache des Auswurfs müssen ausgeschlossen worden sein. Die Erkrankung führt im Bereich der Bronchien zur Vergrößerung der Schleimdrüsen, Atrophie des Bronchialknorpels und Hyperplasie der Bronchialschleimhaut.

Lungenemphysem   Irreversible Erweiterung der distalen, dem Bronchiolus terminalis anhängenden Lufträume der Lunge mit Destruktion ihrer Wände und Verlust der Lungenelastizität. Je nach betroffenem Abschnitt des emphysematischen Umbaus wird zwischen zentrilobulärem, panlobulärem und irregulärem Emphysem unterschieden. Reine Emphysemtypen sind selten, meist liegt eine Kombination vor.

Für den Intensivmediziner ist v. a. die akute (hyperkapnische) respiratorische Insuffizienz bzw. akute Exazerbation der COPD (AECOPD) von Bedeutung: Ein Teil der Patienten mit akuter Exazerbation benötigt eine intensivmedizinische Behandlung, etwa die Hälfte davon muss maschinell beatmet werden, vorrangig mit NIV.

---

1   GOLD = Global Initiative For Chronic Obstructive Lung Disease. 2017. ▶ https://goldcopd.org/.

25.2 Pathophysiologie

Die wichtigsten pathophysiologischen Auswirkungen der schweren COPD sind folgende:

- Einschränkung des exspiratorischen Atemflows und der alveolären Minutenventilation
- Verteilungsstörungen der Atemluft mit regionaler Minderbelüftung und regionaler Überbelüftung, hierdurch Hypoxämie
- Störungen des pulmonalen Gasaustausches: Hypoxämie, Hyperkapnie, respiratorische Azidose
- Zunahme des Atemwiderstands mit Erhöhung der Atemarbeit
- „Air trapping" und Überblähung (Hyperinflation) der Lunge mit Zunahme von Residualvolumen und FRC, Auto-PEEP (ca. 2,5–10 mbar)
- Erhöhte Atemarbeit durch gesteigerten Atemwiderstand, intrinsischen PEEP und Überblähung der Alveolen
- Abnahme der maximalen Kraft der Atemmuskulatur
- Hypoxämie, Hyperkapnie

Chronisches Cor pulmonale Durch den Anstieg des pulmonalen Gefäßwiderstands entwickelt sich ein chronisches Cor pulmonale. Bei pulmonaler Hypertonie ist eine höhere Vorlast für den rechten Ventrikel erforderlich, um eine ausreichende Funktion zu gewährleisten. Ein intrinsischer PEEP kann die Vorlast vermindern, besonders wenn eine Hypovolämie vorliegt. Oft besteht außerdem eine Tachykardie; hierdurch wird die Füllungszeit des Ventrikels verkürzt und die Vorlast weiter vermindert: Ein Abfall des Herzzeitvolumens und Hypotension können die Folge sein, besonders wenn mit der Überdruckbeatmung begonnen wird.

25.3 Akute respiratorische Insuffizienz bei COPD (hyperkapnische ARI)

Das hyperkapnische Atemversagen bei COPD beruht auf einer Erschöpfung der muskulären Atempumpe, hervorgerufen durch ein Ungleichgewicht zwischen muskulärer Belastung und muskulärer Kapazität. **Klinische Zeichen** einer erschöpften Atemmuskulatur sind:

— Schnelle und flache Atmung (Verhältnis von Atemfrequenz zum Atemzugvolumen, $f/V_T > 105$)

— Vermehrter Einsatz der Atemhilfsmuskulatur

— Ineffektive Atemzüge während der Beatmung bzw. Unfähigkeit zur inspiratorischen Triggerung des Beatmungsgeräts

> ❯ Die hyperkapnische ARI bei COPD ist gekennzeichnet durch einen Abfall des pH-Werts auf <7,35 und einen Anstieg des p_aCO_2 auf >45 mm Hg unter Atmung von Raumluft. Sekundär kommt es dabei zu Störungen der Sauerstoffaufnahme bzw. zum Abfall des p_aO_2.

Da diese Kriterien häufig bereits von stabilen ambulanten COPD-Patienten erfüllt werden, sollte per Definition der p_aO_2 niedriger oder der p_aCO_2 höher sein, als normalerweise bei dem betreffenden Patienten (soweit bekannt) zu erwarten ist.

25.3.1 Auslöser

Zu den häufigsten Auslösern einer akuten respiratorischen Dekompensation gehören:

— **Virale und/oder bakterielle Infektionen** (häufigste Ursache)

— Kardiale Erkrankungen: KHK, Herzrhythmusstörungen, Cor pulmonale

— Medikamente, z. B. Sedativa, Hypnotika, Opioide

— Übermäßige O_2-Therapie

— Lungenembolie

— Ermüdung der Atemmuskulatur

25.3.2 Klinisches Bild

Zunehmende Atemnot bzw. **Dyspnoe** ist das Leitsymptom der akuten Exazerbation. Weitere Zeichen sind:

- Vermehrter Husten
- Zunahme von Menge und Viskosität des Sputums und/oder gelb-grüne Verfärbung
- Engegefühl im Brustkorb
- Mögliche Frühzeichen der Dekompensation: schnelle und flache Atmung, Tachykardie und Abnahme des Atemzugvolumens
- Zeichen einer fortgeschrittenen respiratorischen Insuffizienz: asynchrone Atembewegungen, Einsatz der Atemhilfsmuskulatur oder gar paradoxe Atembewegungen
- Zeichen der schweren akuten Exazerbation: neu aufgetretene oder zunehmende zentrale Zyanose, periphere Ödeme, Einsatz der Atemhilfsmuskulatur und hämodynamische Instabilität
- Bei Hyperkapnie: Kopfschmerzen
- Bei Hypoxie und Hyperkapnie: Schwitzen, Verwirrtheit, Einschränkung des Bewusstseins und Tremor

Schweregradeinteilung der AECOPD (S3-Leitlinie Paul-Ehrlich-Gesellschaft u. a.)
Leichte AECOPD:
- Fehlende Kriterien für das Vorliegen einer mittelschweren oder schweren Verlaufsform

Mittelschwere AECOPD (Indikation für eine stationäre Aufnahme):
- Schwere Atemnot
- Schlechter Allgemeinzustand

- Rasche Zunahme der Symptomatik
- Bewusstseinstrübung
- Zunahme von Ödemen/Zyanose
- Neu aufgetretene Arrhythmien
- Schwere Komorbidität

Schwere AECOPD (Intensivbehandlung indiziert):
- Schwere Atemnot, die nicht auf die Notfalltherapie anspricht
- Komatöser Zustand
- Anhaltende Hypoxämie: p_aO_2 <50 mm Hg trotz O_2-Gabe
- Schwere, zunehmende Hyperkapnie p_aCO_2 >70 mm Hg
- Kreislaufinsuffizienz

25.4 Diagnose der akuten Exazerbation (AECOPD)

Die Diagnose der akuten respiratorischen Insuffizienz bei akut exazerbierter COPD wird klinisch gestellt und durch die arterielle Blutgasanalyse sowie eine Lungenfunktionsanalyse gesichert, allerdings müssen andere Ursachen des akuten hyperkapnischen Atemversagens mit Dyspnoe und möglicherweise auch ein Bronchospasmus differenzialdiagnostisch ausgeschlossen werden. Weitere empfohlene diagnostische Maßnahmen: Blutbild und CRP, EKG, Röntgenaufnahme des Thorax in 2 Ebenen.

25.4.1 Differenzialdiagnose

Neben der AECOPD sind differenzialdiagnostisch v. a. folgende Störungen/Erkrankungen auszuschließen:

- Asthmaanfall
- Lungenödem
- Lungenembolie
- Pneumonie
- Pneumothorax
- Pleuraergüsse
- Magensaftaspiration
- Inhalationstrauma
- Zystische Fibrose
- Karzinoidsyndrom
- Anaphylaxie

25.4.2 Lungenfunktionsprüfungen und arterielle Blutgasanalyse

Lungenfunktionsprüfungen ermöglichen die Diagnose und Einschätzung des Schweregrads der COPD, während durch die Blutgasanalyse das Ausmaß der respiratorischen Insuffizienz bestimmt werden kann.

> Mit einem hyperkapnischen Atemversagen muss gerechnet werden, wenn die FEV_1 auf 1 l oder weniger abfällt.

Mithilfe der Blutgasanalyse kann festgestellt werden, ob es sich um die akute Verschlechterung einer chronischen oder um eine chronische respiratorische Azidose handelt. Die Diagnose ergibt sich aus der Beziehung zwischen den Veränderungen des p_aCO_2 und den Veränderungen des pH_a-Werts bzw. der H^+-Ionenkonzentration.

25.5 Komorbiditäten

Die COPD geht häufig mit Begleiterkrankungen einher, die einen ungünstigen Einfluss auf die Morbidität und Mortalität der Patienten haben. Hierzu gehören u. a.

- Kardiovaskuläre Erkrankungen: 2,5fach erhöhtes Risiko
- Lungenkarzinom
- Osteoporose
- Muskelfunktionsstörungen
- Metabolisches Syndrom, Diabetes
- Angst und Depression

25.6 Behandlung der akuten Exazerbation (AECOPD)

Die Behandlung orientiert sich am Schweregrad der akuten Exazerbation ☐ Tab. 25.1). Zu unterscheiden ist zwischen konservativen Maßnahmen und Atemhilfe oder Beatmungstherapie. Nur ein geringer Anteil der Patienten benötigt eine Intensivbehandlung.

Indikationen für die **Intensivbehandlung** der akuten Exazerbation sind folgende:

- Schwere Atemnot, die nicht auf die initiale Notfalltherapie anspricht
- Komatöser Zustand
- Anhaltende Hypoxämie (p_aO_2 <50 mm Hg) trotz O_2-Gabe und/oder schwere oder zunehmende Hyperkapnie (p_aCO_2 >70 mm Hg) und/oder schwere oder zunehmende respiratorische Azidose (pH_a-Wert <7,35 trotz NIV)
- Kreislaufinsuffizienz

◻ **Tab. 25.1** Am Schweregrad orientierte Behandlung der COPD-Exazerbation (AWMF-Leitlinie)		
Schweregrad	Kennzeichen	Therapie
Alle Schweregrade		Nikotinverzicht Antibiotika bei purulentem Sputum bzw. bei Verdacht auf bakteriellen Infekt Therapie der Komorbiditäten
Leichtgradig	Leichte subjektive Verschlechterung ± Verschlechterung der Lungenfunktion	Anfangs 1–2 Hübe eines β_2-Sympathikomimetikum und eventuell 2 Hübe eines Anticholinergikums alle 10–15 min
Mittelgradig	Atemnot ↑, Husten ↑ + Verschlechterung der Lungenfunktion	Eventuell + systemische Glukokortikoide: (20–40 mg Prednisolonäquivalente (maximal 14 Tage), + Theophyllin
Schwergradig	Bewusstseinstrübung Tachykardie/-pnoe Zyanose (neu/progredient) Ödeme	+ Sauerstoff: angestrebter p_aO_2 ≥60 mm Hg ± NIV ± Therapie der Komplikationen

Antibiotika sind nur bei Exazerbation aufgrund eines bakteriellen Atemwegsinfekts indiziert, Diuretika (initial 40 mg Furosemid) bei peripheren Ödemen und erhöhtem Jugularvenendruck.

25.6.1 **High-Flow-Sauerstoffgabe**

Bei diesem Verfahren wird ein feuchtes und angewärmtes Luft-Sauerstoffgemisch über Nasenkanülen mit einer Flussrate von 20–60 l/min zugeführt. Die FiO2 kann variabel eingestellt werden. Durch den hohen Fluss steigt der Druck in den Atemwegen um 1,5–7,5 cm H_2O an; aufgrund des hierdurch erzeugten Auswascheffektes kann der $paCO_2$ tendenziell abfallen und auch die Atemarbeit abnehmen.

> Die COPD-Leitlinie empfiehlt die High-Flow-Sauerstoffzufuhr als primäres Therapieverfahren bei akutem hypoxämischem respiratorischem Versagen.

25.6.2 **Extrakorporale CO_2-Elimination**

Das Verfahren ist bei COPD-Patienten eingesetzt worden, um eine Intubation bei drohendem NIV-Versagen zu verhindern oder die Dauer der invasiven Beatmung intubierter Patienten zu verkürzen. Wegen der beschriebenen Komplikationen und Gefahren wird in der Leitlinie eine breite Anwendung derzeit nicht empfohlen.

25.6.3 **Nichtinvasive Beatmung**

Reicht die konservative Therapie allein nicht mehr aus, muss die Atmung maschinell unterstützt werden. Die maschinelle Atemunterstützung ist bei folgenden Blutgas-/pH-Werten indiziert:
— Bei unbekanntem COPD-Status des Patienten:
    — p_aO_2 <60 mm Hg und p_aCO_2 >50 mm Hg unter O_2-Zufuhr bzw. bei pH_a-Wert 7,3–7,35
— Bei bekannter COPD:
    — p_aO_2 <50 mm Hg und p_aCO_2 >70 mm Hg unter O_2-Zufuhr und pH_a-Wert <7,35.

Dabei ist gesichert, dass der COPD-Patient (unter Beachtung der Kontraindikationen und Ausschlusskriterien; ◘ Tab. 25.2) von der **nichtinvasiven Beatmung** über eine Maske profitiert. NIV reduziert die diaphragmale Atemarbeit; der Einsatz eines externen PEEP (ca. 5–8 mbar) antagonisiert den intrinsischen

◘ **Tab. 25.2** Ein- und Ausschlusskriterien für die NIV bei COPD-Patienten mit akuter respiratorischer Insuffizienz. (Nach Vogelmeier et al. 2007, S3-Leitlinie der DGP 2015 und S3-Leitlinie der AWMF)

Einschlusskriterien	Ausschlusskriterien
Schwere Atemnot, Einsatz der Atemhilfsmuskulatur, paradoxe abdominale Atmung	Atemstillstand
Azidose (pH$_a$-Wert 7,30–7,35), Hyperkapnie (p$_a$CO$_2$ >50 mm Hg) NIV-Versuch auch bei pH <7,30 empfohlen	Herz-Kreislauf-Instabilität (Herzinfarkt, kardiogener Schock, schwere Arrhythmie)
Tachypnoe >25/min	Somnolenz, Sopor, Koma
	Fehlende Kooperation des Patienten
	Erhöhte Regurgitations- und Aspirationsgefahr (Schluckstörungen, Ileus, gastrointestinale Blutung)
	Kürzlich Operation im Bereich von Gesicht, Ösophagus, Oberbauch; Gesichtstrauma; nasopharyngeale Fehlbildungen
	Große Sputummengen mit viskösem Sekret

PEEP$_i$ und wirkt so dem endexspiratorischen Bronchiolen-kollaps entgegen; die für die Triggerung der Druckunterstützung erforderliche inspiratorische Atemarbeit wird vermindert. Nach einem Cochrane Review von 2017 senkt NIV das Letalitätsrisiko des hyperkapnischen Atemversagens um 46 % und das Risiko, eine Intubation zu benötigen, um 65 % (moderate Evidenz).

Entscheidend für den Erfolg von NIV ist der frühzeitige Einsatz (S3-Leitlinie der DGP 2015).

> ❯ Die nichtinvasive Beatmung über eine Gesichtsmaske (in ausgewählten Fällen auch eine Nasenmaske) ist bei leicht-bis mittelgradiger AECOPD das Verfahren der Wahl. Sie sollte möglichst frühzeitig eingesetzt werden. Auch bei schwergradiger respiratorischer Azidose (pH-Wert <7,3) kann ein NIV-Versuch unternommen werden, wenn die erforderlichen Voraussetzungen erfüllt sind (S3-Leitlinie).

Mit NIV können etwa 75–80 % der schweren akuten Exazerbationen erfolgreich behandelt werden (Durchführung der NIV ▶ Kap. 19). Am besten geeignet ist die druckkontrollierte A/C oder PSV.

Günstige Wirkungen der NIV sollten innerhalb von 1–2 h erreicht werden. **Erfolgskriterien** sind:
– Abnahme von Dyspnoe und Atemfrequenz
– Zunehmende Besserung der Wachheit
– Abfall des erhöhten p_aCO_2 und Anstieg des pH-Werts
– Anstieg der S_aO_2 auf ≥85 %
– Abnahme der Herzfrequenz

AECOPD-Patienten müssen unter NIV-Therapie engmaschig klinisch, pulsoxymetrisch (kontinuierlich) und durch wieder-holte arterielle (kapilläre) Blutgasanalysen überwacht werden, um ein Frühversagen der NIV rechtzeitig zu erkennen. Auch nach anfänglicher Besserung ist eine weitere engmaschige Über-wachung erforderlich, da noch nach Tagen ein NIV-Spätversagen mit erneuter hyperkapnischer ARI eintreten kann.

25.6.4 **Invasive Beatmung**

Bei Versagen der NIV muss der Patient umgehend intubiert und konventionell invasiv beatmet werden. Wann dieser Zeitpunkt erreicht ist, kann allerdings nicht durch spezifische Blutgaswerte und Ergebnisse von Lungenfunktionstests bestimmt werden. Selbst extrem hohe p_aCO_2-Werte sind noch keine Indikation für die Beatmung, wenn der Säure-Basen-Haushalt kompensiert ist und hyperkapniebedingte klinische Zeichen, insbesondere Bewusstseinsstörungen, fehlen. Andererseits darf mit der invasiven Beatmung nicht so lange gewartet werden, bis der Patient aufgrund der CO_2-Retention in einen stuporösen oder komatösen Zustand verfällt und eine notfallmäßige Intubation erforderlich ist.

Indikationen für die **maschinelle Beatmung** sind unter folgenden Voraussetzungen gegeben:

- Akute respiratorische Azidose (p_aCO_2 >60 mm Hg mit niedrigem pH_a-Wert (<7,2)
- Zu niedriger p_aO_2 (<45 mm Hg) trotz Zufuhr von Sauerstoff
- Stupor oder Koma
- Schnelle, flache Atmung: Atemfrequenz f >30/min, V_T <5 ml/kg Idealgewicht
- Paradoxe Atmung und respiratorischer Alternans als Zeichen der Ermüdung der Atemmuskulatur
- Gesteigertes Atemminutenvolumen (>40 % über Sollwert)
- Schwerwiegende kardiovaskuläre Funktionsstörungen

Die **endotracheale Intubation** ist bei komatösen Patienten ohne Schutzreflexe indiziert, weiterhin bei Patienten mit exzessiv gesteigerter Produktion zähen Sekrets, das nicht mehr ausreichend abgehustet werden kann (◘ Tab. 25.3).

◻ Tab. 25.3   Kriterien für die Intubation und invasive Beatmung bei exazerbierter COPD (Vogelmeier et al. 2007)

Hauptkriterien	Nebenkriterien
Atemstillstand	Atemfrequenz >35 min, höher als bei Aufnahme
Atempausen mit Bewusstseinsverlust oder Schnappatmung	pH_a-Wert <7,3 und Abfall während der Überwachung
Psychomotorische Agitation	p_aO_2 <40 mm Hg trotz Sauerstoffgabe und NIPPV
Herzfrequenz <50/min	Progrediente Bewusstseinseintrübung
Hämodynamische Instabilität mit systolischem Blutdruck <70 mm Hg	
→ Intubation bei Vorliegen eines Hauptkriteriums	
→ Nach einstündiger Therapie der NIPPV: Intubation bei Vorliegen von 2 Nebenkriterien – treten Nebenkriterien beim Aussetzen der NIPPV auf, kann diese weitergeführt werden	

25.6.5   Formen der Beatmung

Das günstigste Beatmungsverfahren bei Patienten mit COPD ist nicht bekannt. Eingesetzt werden folgende Formen:
- SIMV
- Druckunterstützende Beatmung (PSV)

- Volumenkontrollierte Beatmung (VC-CMV)
- Druckregulierte volumenkonstante Beatmung (PRVC)
- „Proportional assist ventilation" (PAV)
- „Adaptive support ventilation" (ASV)

- **SIMV**

Die wichtigsten Vorteile der SIMV sind die niedrigeren Atemwegs- und Pleuradrücke und die Möglichkeit für den Patienten, die Ventilation und damit den p_aCO_2 beeinflussen zu können. Hierdurch wird die Gefahr der Hyperventilation vermindert. Außerdem bleibt die Reflexsteuerung der Atmung über pulmonale und thorakale Barorezeptoren erhalten, sodass auch seltener Koordinierungsstörungen der Atemmuskulatur bei der Entwöhnung vom Beatmungsgerät auftreten sollen.

Wird allerdings die zusätzliche Beatmung bei der SIMV zu gering gewählt, so kann die Ermüdung der Atemmuskulatur eher noch gefördert werden. Außerdem erhöhen SIMV-Systeme mit Demand-Flow zusätzlich die inspiratorische Atemarbeit. Insgesamt wird daher die SIMV bei COPD-Patienten zunehmend kritisch beurteilt.

❯ Initiale Beatmungsfrequenz auf 4–6/min einstellen, danach auf einen normalen arteriellen pH-Wert regulieren.

- **Druckunterstützende Beatmung**

Bei bewusstseinsklaren Patienten mit nicht zu ausgeprägter respiratorischer Insuffizienz kann eine druckunterstützende Beatmung durchgeführt werden. Hierdurch nimmt in der Regel die Atemarbeit ab, ebenso der transdiaphragmale Druck und der Gesamt-O_2-Verbrauch.

- **Kontrollierte Beatmung**

Bei schwerer respiratorischer Insuffizienz oder zunehmendem Stupor des Patienten oder zunehmend flacher und schneller werdender Atmung sollte der Patient **kontrolliert** beatmet werden. Hierdurch soll sich die ermüdete Atemmuskulatur rascher erholen als mit unterstützter Beatmung. Die Beatmung kann entweder als VC-CMV oder als PRVC erfolgen.

Ist allerdings bei anhaltend agitierten Patienten eine stärkere Sedierung oder gar Muskelrelaxierung erforderlich, muss bereits innerhalb weniger Tage mit einer Atrophie der Atemmuskulatur gerechnet werden, die sich später ungünstig auf die Entwöhnung von der Beatmung auswirkt.

25.6.6 **Einstellung des Beatmungsgeräts**

Die richtige Einstellung des Beatmungsgeräts bei einer COPD ist nicht bekannt, sodass nur empirisch abgeleitete Empfehlungen zur **Grundeinstellung** gegeben werden können:

- Atemzugvolumen: 8–10 ml/kg Idealgewicht
- Atemfrequenz: 12–18/min
- Inspiratorischer Spitzendruck: <30 mm Hg
- Schnell ansteigender Spitzenfluss (60–120 l/min) mit konstantem oder dezelerierendem Flow
- Externer PEEP: 5–8 mbar
- Atemzeitverhältnis: 1:2, bei Obstruktion 1:3
- F_iO_2: 0,3–0,4 bzw. arterielle O_2-Sättigung >90 %

Neueinstellungen des Beatmungsgeräts erfolgen anhand des p_aCO_2 nach dem Prinzip der PHC (▶ Kap. 14), um überhöhte Spitzendrücke zu vermeiden. Der p_aO_2 wird über die inspiratorische O_2-Konzentration reguliert.

> **Eine abrupte Senkung des p_aCO_2 durch die Beatmung muss vermieden werden, da hierdurch eine ausgeprägte metabolische Alkalose ausgelöst wird.**

Der erhöhte p_aCO_2 sollte vielmehr langsam über mehrere Tage gesenkt werden, und zwar möglichst auf den Wert, der vor der akuten Dekompensation bestand.

Atemzugvolumen Bei Patienten mit einer COPD ist der physiologische Totraum erhöht, sodass bei der Beatmung ein eher höheres Atemzugvolumen erforderlich ist. Allerdings sollte das Atemzugvolumen zu Beginn der Beatmung nicht mehr als 8 ml/kg Idealgewicht betragen, um die Gefahr des Barotraumas zu mindern und einen zu raschen Abfall des p_aCO_2 zu vermeiden.

Inspirationsflow Ein hoher inspiratorischer Gasfluss erzeugt Turbulenzen in den Atemwegen. Hierdurch steigen der bronchiale Strömungswiderstand und der Beatmungsdruck bei volumenkonstanter Beatmung erheblich an. Durch einen niedrigen Inspirationsflow werden dagegen Turbulenzen vermindert und außerdem die Atemluft gleichmäßiger verteilt. Für ein solches Atemmuster muss der Patient jedoch tief sediert sein; ein wacher Patient entwickelt bei niedrigem Flow (im Rahmen einer VCV) in der Regel starke Atemnot.

Atemzeitverhältnis Um eine Zunahme des „air trapping" und des intrinsischen PEEP zu vermeiden, sollte bei einer Obstruktion das Atemzeitverhältnis auf 1:3 verlängert werden. Diese Forderung steht allerdings dem Konzept des niedrigen Inspirationsflows entgegen und kann bei VCV nur verwirklicht werden, wenn auch die Atemfrequenz auf ca. 8–12/min reduziert wird. Daher wird häufig direkt PCV bzw. PRVC gewählt. Hierbei entsteht automatisch ein rasch ansteigender, dezelerierender Flow.

Intrinsischer und extrinsischer PEEP Bei schwerer Obstruktion und zu kurzer Exspirationszeit entwickelt sich ein Auto-PEEP, da das eingeatmete Volumen nicht vollständig ausgeatmet werden kann. Hierdurch nehmen die Überblähung der Lunge und die Gefahr des Barotraumas zu, ebenso die kardiovaskulären Nebenwirkungen. Die Zuschaltung eines niedrigen extrinsischen PEEP im Bereich von 5–8 mbar erleichtert die Atemarbeit, da er dem intrinsischen PEEP distal der kollabierten kleinen Atemwege entgegenwirkt.

25.6.7 Entwöhnung von der Beatmung

Mit der Entwöhnung von der Beatmung sollte begonnen werden, wenn die akute respiratorische Insuffizienz beseitigt ist, sich die Atemmuskulatur erholt hat und der Patient einen klinisch stabilen Zustand erreicht hat.

- **Voraussetzungen für die Entwöhnung von der Beatmung**
- Erholte Atemmuskulatur
- Inspiratorische O_2-Konzentration: <50 %
- p_aO_2: 55–65 mm Hg
- pH_a-Wert: >7,35
- Hämatokrit: >30 %

- **Messung des Okklusionsdrucks**

Bei COPD-Patienten gilt der („negative") Munddruck zu Beginn der Inspiration bei kurzfristigem Verschluss als direktes Maß für den neuromuskulären Atemantrieb. Dieser Druck wird innerhalb der ersten 100 ms (0,1 s) nicht durch physiologische Kompensationsreaktionen wie reflektorischen Atemstillstand oder verstärkten Atemantrieb beeinflusst; auch besteht keine Abhängigkeit von der Muskelkraft des Zwerchfells. Er kann daher bei COPD-Patienten herangezogen werden, um den Zeitpunkt der Entwöhnung festzulegen.

Bei Lungenschäden beträgt der Verschlussdruck, p0,1, unter ruhiger Atmung –3 bis –4 mbar. Ein hoher p0,1 weist auf einen hohen Atemantrieb hin, der nur für begrenzte Zeit ohne muskuläre Erschöpfung aufrechterhalten werden kann. Es gilt:

> ❯ p0,1-Werte von mehr als −6 mbar bei COPD-Patienten sind Zeichen der drohenden muskulären Erschöpfung („respiratory muscle fatigue").

Nach der Extubation sollte die inspiratorische O_2-Konzentration etwas höher gewählt werden als unter der Beatmung.

Die meisten Patienten können innerhalb von 3 Tagen erfolgreich vom Beatmungsgerät entwöhnt werden; nur bei einer kleinen Gruppe misslingt der frühe Extubationsversuch und ein u. U. langdauernder Entwöhnungsprozess schließt sich an (▶ Kap. 21).

Keines dieser gebräuchlichen Entwöhnungsverfahren hat sich gegenüber den anderen als überlegen erwiesen. Ist abzusehen, dass sich der Entwöhnungsvorgang über einen längeren Zeitraum hinziehen wird, sollte die Tracheotomie erwogen werden. Hierdurch können das Wohlbefinden des Patienten und seine Mobilität meist verbessert werden.

Während der Entwöhnungsphase muss eine Zunahme der Atemarbeit vermieden werden. Durch leichte Oberkörperhochlagerung wird das Zwerchfell nach unten verlagert und das Atemzugvolumen erhöht.

25.6.8 Komplikationen der Beatmungstherapie

Die Beatmungstherapie bei Patienten mit COPD prädisponiert zu einer Vielzahl von Komplikationen. Zu den häufigsten gehören:
- Alkalosesyndrom durch zu starken Abfall des p_aCO_2 mit Tachypnoe, Verwirrtheit, Tremor, Myoklonien, Krämpfen und Herzrhythmusstörungen
- Tubuskomplikationen
- Atelektasen
- Pneumothorax
- Fehlbedienung des Beatmungsgeräts
- Schwere Hyperkapnie

- Nosokomiale Infektionen, v. a. Pneumonien, Bronchitiden
- Herzrhythmusstörungen, v. a. Vorhoftachykardien
- Akuter Myokardinfarkt
- Gastrointestinale Blutungen

25.7 Prognose

Die Krankenhausletalität akut exazerbierter COPD-Patienten beträgt ca. 28 %. Prognostisch ungünstige Faktoren sind folgende:
- FEV1 von weniger als 25 % des Vorhersagewerts
- Vorbestehende Hyperkapnie und niedriger pH-Wert
- Cor pulmonale

Weiterführende Literatur

AWMF. S3-Leitlinie Invasive Beatmung und Einsatz extrakorporaler Verfahren bei akuter respiratorischer Insuffizienz, 1. Aufl., Stand 04.12.2017.

Bundesärztekammer, Kassenärztliche Bundesvereinigung (KBV), Arbeitsgemeinschaft der Wissenschaftlichen Medizinischen Fachgesellschaften (AWMF) (2012) Nationale Versorgungs-leitlinie COPD. Leitlinien in Überprüfung, Stand: Januar 2012. ▶ http://www.leitlinien.de/nvl/copd. Gültigkeit abgelaufen, PL in Überprüfung

Deutsche Gesellschaft für Pneumologie (DGP) Nichtinvasive Beatmung als Therapie der akuten respiratorischen Insuffizienz. AWMF-Registernummer 020-004. Stand: 10.07.2015, gültig bis: 31.12.2019. ▶ http://www.awmf.org/leitlinien/detail/ll/020-004. html. Zugegriffen: 16. Okt. 2016

Osadnik CR, Tee VS, Carson-Chahhoud KV, Picot J, Wedzicha JA, Smith BJ (2017) Non-invasive ventilation for the management of acute hypercapnic respiratory failure due to exacerbation of chronic obstructive pulmonary disease. Cochrane Database of Systematic

Reviews 2017(7):CD004104. ► https://doi.org/10.1002/14651858.
cd004104.pub4

Paul-Ehrlich-Gesellschaft für Chemotherapie e. V., Deutsche Gesellschaft
für Pneumologie, Deutsche Gesellschaft für Infektiologie, CAPNETZ
STIFTUNG (2009) S3-Leitlinie zu Epidemiologie,Diagnostik, anti-
mikrobieller Therapie und Management von erwachsenen Patienten mit ambulant erworbenen unteren Atemwegsinfektionen
(akute Bronchitis, akute Exazerbation einer chronischen Bronchitis, Influenza und andere respiratorische Virusinfektionen) sowie
ambulant erworbener Pneumonie. ► www.capnetz.de/html/docs/
s3-leitlinie-capnetz-2.auflage-dez2009.pdf

Schönhofer B, Geiseler J, Dellweg D, Moerer O, Barchfeld T, Fuchs H,
Karg O, Rosseau S, Sitter H, Weber-Carstens S, Westhoff M, Windisch W (2014) Prolongiertes Weaning. S2k-Leitlinien herausgegeben von der Deutschen Gesellschaft für Pneumologie und
Beatmungsmedizin. Pneumologie 68: 19–75. AWMF-Registernummer 020-015. Stand: 31.01.2014, gültig bis: 31.12.2017.
► http://www.awmf.org/uploads/tx_szleitlinien/020-015l_S2k_
Prolongiertes_Weaning_2014_01.pdf. Zugegriffen: 16. Okt. 2016

Vogelmeier C, Buhl R, Burghuber O, et al (2018) S2k-Leitlinie zur Diagnostik und Therapie von Patienten mit chronisch obstruktiver Bronchitis und Lungenemphysem (COPD). Pneumologie 72:253–308.
► https://www.awmf.org/uploads/tx_szleitlinien/020-006l_S2k_
COPD_chronisch-obstruktive-Lungenerkrankung_2018-01.pdf

Windisch W, Dreher M, Geiseler, J, et al. S2k-Leitlinie: Nichtinvasive und invasive Beatmung als Therapie der chronischen
respiratorischen Insuffizienz – Revision 2017. ► https://www.
pneumologie.de/fileadmin/user_upload/2017_Windisch_et_
al.pdf

Status asthmaticus

© Springer-Verlag GmbH Deutschland, ein Teil von Springer Nature 2019
R. Larsen, T. Ziegenfuß, *Pocket Guide Beatmung*,
https://doi.org/10.1007/978-3-662-59657-9_26

26.1 Begriffsbestimmungen

Asthma Klinisches Syndrom, gekennzeichnet durch eine variable und reversible Atemwegsobstruktion aufgrund einer Entzündung und Hyperreagibilität des Bronchialsystems auf verschiedene Stimuli. Die Obstruktion der Atemwege löst sich spontan oder nach Gabe eines Bronchodilatators.

Asthmaanfall Kennzeichen des Asthmaanfalls sind Atemnot mit hörbarem Giemen, Hustenattacken und Auswurf eines zähen, perlartigen Sputums. Der Anfall bildet sich spontan oder nach entsprechender Therapie zurück. Zwei Formen werden unterschieden:
- Slow-onset-Asthma (80–90 %): Entwicklung über mehr als 6 h bis Wochen, meist aufgrund einer Infektion der Atemwege. Die Entzündung steht im Vordergrund, die bronchiale Obstruktion ist weniger stark ausgeprägt und spricht nur langsam auf Therapiemaßnahmen an.
- Sudden-onset-Asthma (10–20 %): Entwicklung erfolgt rasch über 3–6 h, meist ausgelöst durch Allergene, Belastung oder Stress. Der Bronchospasmus steht im Vordergrund und spricht meist rasch auf Broncholytika an.

Status asthmaticus   Anhaltender schwerer Asthmaanfall, der trotz Standardtherapie, v. a. mit β_2-Sympathikomimetika, nicht durchbrochen werden kann. Der Status kann 24 h und länger, mit wechselnder Intensität der Beschwerden, andauern und einen akut lebensbedrohlichen Charakter annehmen.

Chronisches Asthma (Dauerasthma)   Wochen, Monate oder Jahre anhaltende Asthmasymptome unterschiedlicher Intensität, die eine entzündungshemmende und bronchospasmolytische Dauertherapie erfordern.

26.2 Pathophysiologie

26.2.1 Atemwegsobstruktion

Grundstörung beim Asthma ist die Obstruktion der Atemwege. Sie beruht auf folgenden 3 Mechanismen:

- Bronchospasmus
- Entzündliches Schleimhautödem
- Verstopfung der Atemwege mit dickem, zähem Schleim (Hyperkrinie, Dyskrinie, Mukostase)

Durch die Obstruktion der Atemwege steigt der Atemwegswiderstand an und die Atemarbeit nimmt zu Bei schwerer Obstruktion sind die Ventilation und der pulmonale Gasaustausch gestört:

- Störungen der Ventilation:
  - Exspiratorischer Kollaps der kleinen Atemwege
  - Verschiebung der Atemmittellage und Zunahme der Lungenvolumina
- Beeinträchtigung des pulmonalen Gasaustausches:
  - Störungen des Ventilations-Perfusions-Verhältnisses, dadurch Hypoxämie
  - Bei hochgradiger Obstruktion und Ermüdung der Atemmuskulatur schließlich auch Hyperkapnie

Rechtsherzbelastung Alveoläre Hypoxie, erhebliche intrathorakale Druckschwankungen und die Kompression intrathorakaler Blutgefäße steigern im akuten Asthmaanfall den
pulmonalarteriellen Druck und dadurch die Belastung für das
rechte Herz.

26.3 Klinik und Diagnostik

Häufigste Auslöser eines Status asthmaticus sind akute bronchopulmonale Infekte; bei etwa 40 % der Fälle lässt sich keine Ursache nachweisen.

26.3.1 Klinisches Bild

Folgende Zeichen und Symptome des Status asthmaticus sind
charakteristisch:

- Schwere Ruhedyspnoe, die mit den gebräuchlichen Bron-
  chospasmolytika nicht durchbrochen werden kann, und
  Orthopnoe
- Tachypnoe (>25/min)
- Giemen, meist diffus
- Verlängertes Exspirium
- Einsatz der Atemhilfsmuskulatur, Einziehen der Interkostal-
  räume
- Tachykardie >120/min wegen gesteigerter Atemarbeit, Wir-
  kung von Bronchospasmolytika und Stress

Als prognostisch ungünstige bzw. lebensbedrohliche Zeichen
gelten:

- Atemfrequenz: >50/min,
- Maximaler Einsatz der Atemhilfsmuskeln
- „Stille Lunge" bei der Auskultation

- Körperliche Erschöpfung, Bewusstseinsstörungen
- Wechsel zwischen thorakaler und abdomineller Atmung
- Pulsus paradoxus mit Blutdruckabfall um mehr als
  20 mm Hg bei der Inspiration

26.3.2 Diagnostik

Der Erfahrene stellt die Diagnose aufgrund des klinischen Bildes (▶ Abschn. 26.3.1), ergänzt durch Fragen zur Anamnese und körperliche Untersuchung.

Daneben sind folgende Parameter wichtig:
- Lungenfunktionstests: FEV_1 (meist <1) oder PEF <25 % des Vorhersagewerts
- Arterielle Blutgase: essenziell! Erster Wert, sofern möglich, ohne Zufuhr von Sauerstoff
- Thorax-Röntgenaufnahme: Überblähung der Lunge mit tiefstehendem Zwerchfell, gelegentlich auch Atelektasen durch Schleimverstopfung
- Elektrokardiogramm: Tachykardie, häufig auch die Zeichen der gesteigerten Rechtsherzbelastung
- Labor: Blutbild, Hämatokrit und Elektrolyte, bei vorbehandelten Patienten Serumtheophyllinkonzentration

- **Differenzialdiagnose**
Bei akutem Bronchospasmus müssen folgende Erkrankungen oder Störungen differenzialdiagnostisch erwogen werden:
- COPD
- Kardiales oder toxisches Lungenödem
- Ausgedehnte Pneumonie
- Bronchiektasenerkrankung
- Bronchiolitis obliterans
- Pneumothorax

- Lungenembolie
- Pulmonale Aspiration
- Stenosen der oberen Atemwege
- Anaphylaxie
- Funktionsstörungen der Stimmbänder

26.3.3 Stadieneinteilung

Vor allem die **arteriellen Blutgaswerte** werden für die Einteilung des Schweregrades und die Beurteilung des Verlaufs herangezogen (◘ Tab. 26.1).

Eine Normalisierung des initial erniedrigten p_aCO_2 und ein Abfall des pH_a-Werts sind Zeichen der beginnenden Erschöpfung. Die akute respiratorische Globalinsuffizienz im Status asthmaticus (Hypoxie und Hyperkapnie) gilt als prognostisch ungünstiges Zeichen.

◘ **Tab. 26.1** Schweregradeinteilung des Status asthmaticus nach Blutgaswerten

Stadium	Kennzeichen
I	p_aO_2 normal p_aCO_2 durch Hyperventilation erniedrigt
II	p_aO_2 53–68 mm Hg p_aCO_2 normal
III	p_aO_2 <53 mm Hg p_aCO_2 >49 mm Hg Respiratorische (häufig auch metabolische) Azidose: pH_a-Wert <7,35

26.4 **Therapie**

Der Status asthmaticus wird unter intensivmedizinischen Bedingungen behandelt. Primäre Behandlungsziele sind die rasche Rückbildung der Atemwegsobstruktion durch Bronchospasmolytika und antiinflammatorische Substanzen, die Beseitigung der Hypoxämie durch Zufuhr von Sauerstoff und die Verhinderungen von Komplikationen wie Pneumothorax, Atemstillstand, Herzstillstand, Medikamenten-Toxizität.

- **Behandlungsschema beim Status asthmaticus**
1. Sauerstoff: 2–4 I über Nasensonde oder Maske; angestrebte S_aO_2: wenig über 90 %
2. Kurz wirkende β_2-Sympathikomimetika. Mögliche Nebenwirkungen: Tachykardie, paradoxer Bronchospasmus, Hypokaliämie, Hyperglykämie, Laktazidose.
   - Inhalativ (bevorzugter Weg): 2–4 Hübe aus Dosierbehälter oder über Vernebler
   - Subkutan: z. B. 0,25–0,5 mg Terbutalin alle 4–6 h
   - Intravenös: z. B. 0,09 mg Reproterol langsam i. v., eventuell Wiederholung nach 10 min, Perfusor: 0,018–0,09 mg Reproterol/h; oder 0,25–0,5 mg Salbutamol langsam i. v., Perfusor: 1–5 mg Salbutamol/h
   - Adrenalin: Reserve bei schwersten Atemwegsobstruktionen
3. Kortikosteroide: entzündungshemmende Wirkung. Indikationen: wenn initiale Gabe von β_2-Sympathikomimetika wirkungslos, bereits vorbestehende orale Kortikosteroidtherapie, bereits Asthmaanfälle in der Anamnese. Dosierung: 40–125 mg Prednisolonäquivalent **i. v.,** alle 4–6 h. Wirkungseintritt nach 4–6 h. **Beachte:** Inhalativ zugeführte Kortikoide sind im Status asthmaticus wirkungslos! Nebenwirkungen: Hyperglykämie, Hyperkaliämie

4. Theophyllin: nur mäßig wirksamer Bronchodilatator; kein zusätzlicher Nutzen bei β_2-Sympathikomimetikatherapie, daher beim Status asthmaticus nicht mehr empfohlen.
   Beachte: geringe therapeutische Breite, Tachykardien oder Tachyarrhythmien; bei länger dauernder Zufuhr Serumkonzentrationen kontrollieren!
   - Bei Vorbehandlung: 0,3 mg/kg KG i. v.
   - Keine Vorbehandlung: 5 mg/kg KG über 20 min, dann 0,5 mg/kg KG/h i. v.
5. Antibiotika: bei gesicherter bakterieller Infektion (grünes oder gelbes Sputum)
6. Sedativa: möglichst nicht; wenn unumgänglich, nur in Intubationsbereitschaft
7. Digitalis: nur bei tachykardem Vorhofflimmern
8. Diuretika: nur bei entsprechender Indikation
9. Intubation und Beatmung: bei muskulärer Erschöpfung

Mukolytika   N-Acetylcystein und andere Mukolytika können die Atemwege reizen und bei bronchialer Hyperreaktivität den Bronchospasmus verstärken. Daher sollten diese Substanzen nicht eingesetzt werden.

26.5 Atemunterstützung und maschinelle Beatmung

26.5.1 Nichtinvasive Beatmung (NIV)

Auch im Status asthmaticus kann bei ausgewählten Patienten (schwere respiratorische Insuffizienz) zunächst eine nichtinvasive (druckunterstützte) Beatmung versucht werden (Leatherman 2015; AWMF-Asthma-Leitlinie 2017). Vorteile: Entlastung der Atemmuskulatur, Verbesserung des pulmonalen Gasaustausches bzw. der Lungenfunktion, im günstigen

Fall keine Sedierung erforderlich, Vermeidung von Infektionen. Bessern sich pH-Wert, p_aCO_2 oder die Oxygenierung hierunter nicht innerhalb kurzer Zeit oder verschlechtert sich der Zustand des Patienten rasch, sollte die NIV sofort abgebrochen und mit der invasiven Beatmung begonnen werden.

26.5.2 Invasive maschinelle Beatmung

Erst wenn alle anderen gebräuchlichen Therapiemaßnahmen ausgeschöpft sind und sich hierunter der respiratorische Zustand des Patienten weiter verschlechtert, sollte die Indikation zur endotrachealen Intubation und invasiven maschinellen Beatmung gestellt werden. Die Entscheidung orientiert sich an den aktuellen Blutgaswerten und dem klinischen Gesamtbild.

Ein hoher p_aCO_2 ist beim Status asthmaticus noch kein hinreichender Grund für die maschinelle Beatmung. Erst wenn wiederholte Messungen trotz Therapie einen **progredienten Anstieg des p_aCO_2** ergeben, ist wahrscheinlich die Intubation und Beatmung erforderlich. Hiervon sind etwa 17 % der mit NIV behandelten Patienten betroffen (Murase et al. 2010).

- **Indikationen für die Beatmung beim Status asthmaticus**
- Persistierende oder zunehmende Hypoxie
- Progrediente muskuläre Erschöpfung mit zunehmender Verwirrtheit, Eintrübung, Koma
- Progredienter Anstieg des p_aCO_2 mit respiratorischer Azidose
- Bradypnoe, Schnappatmung, Atemstillstand, drohender Herzstillstand

Arterielle Blutgase   Arterielle pCO_2-Werte von 55–70 mm Hg sowie Anstiege um mehr als 5 mm Hg/h in Verbindung mit einem p_aO_2 von <60 mm Hg und einer metabolischen Azidose weisen auf eine zunehmende Verschlechterung hin, bei der die elektive Intubation und maschinelle Beatmung erwogen werden sollten.

- **Endotracheale Intubation**

Die **elektive** orale Intubation mit einem 8,0-ID-Tubus sollte der notfallmäßigen Intubation vorgezogen werden. Hierfür sind ein erfahrener Arzt und eine ausreichend tiefe Narkose erforderlich.

Folgendes Vorgehen empfiehlt sich bei der oralen endotrachealen Intubation:

- Beruhigende Aufklärung des Patienten über die geplanten Maßnahmen
- Bereitstellung des gesamten Instrumentariums; geübte Helfer
- Präoxygenierung über einige Minuten
- Orale Intubation in ausreichend tiefer Kurznarkose, z. B. Ketamin 50 mg i. v. plus Propofol 100–200 mg i. v.; bei Bedarf plus Muskelrelaxans, z. B. Succinylcholin 100 mg i. v. (Kontraindikationen beachten) oder Rocuronium 60–90 mg i. v.
- Alternative: fiberoptische Intubation unter Sedierung

26.5.3 Praxis der Beatmung

Im schweren Status asthmaticus sind wegen des stark bis exzessiv erhöhten Atemwegswiderstands hohe Beatmungsdrücke erforderlich, um eine ausreichende Ventilation zu ermöglichen. Hierdurch wird die Gefahr des **pulmonalen Barotraumas** und ungünstiger hämodynamischer Nebenwirkungen (**Blutdruckabfall** durch „Herztamponade", Anstieg des pulmonalen Gefäßwiderstands durch die Überdehnung der Alveolen) erhöht. Daher gilt:

- Beatmungsdrücke so niedrig wie möglich
- Beatmungsdauer so kurz wie klinisch vertretbar

- **Empfehlungen für die kontrollierte Beatmung beim Status asthmaticus**
- Inspiratorische O_2-Konzentration möglichst <50 %; bei Verschlechterung der Oxygenierung: Erhöhung der F_iO_2, nicht des PEEP; angestrebte S_aO_2 >90 %
- Niedrige Frequenz: ca. 10–14/min
- Lange Exspirationszeit: Atemzeitverhältnis: 1:2 bis 1:3 (bzw. 1:4), um die Ausatmung zu verbessern und eine dynamische Hyperinflation (Auto-PEEP) der Lunge zu vermeiden
- Volumenkontrollierte Beatmung: Atemzugvolumen 5–8 ml/kg Idealgewicht, hoher inspiratorischer Flow (60 l/min dezelerierend, Druckbegrenzung bei 30 mbar)
- Druckkontrollierte Beatmung: Druckbegrenzung bei 30 mbar
- Kein PEEP unter kontrollierter Beatmung; eventuell niedriger PEEP bei unterstützenden Beatmungsformen
- Oberkörperhochlagerung: >30°
- Sedierung: z. B. mit Propofol und/oder Ketamin
- Muskelrelaxierung: selten erforderlich; möglichst nur kurz anwenden (<1 Tag)
- Inhalationsanästhetika (Isofluran – AnaConDa) als Ultima Ratio
- Bei schwerer Dyskrinie: Bronchoskopie mit Absaugen der Sekretpröpfe (vorher 50 mg Prednisolon iv., Lokalanästhesie, Vorinhalation von Sultanol oder Adrenalin)
- Fortsetzung der maximalen Bronchospasmolytikatherapie und Gabe von Kortikosteroiden

> **Ziele: arterieller pH-Wert >7,2; p_aCO_2 <120 mm Hg; S_aO_2 um 90 %**

Bei anhaltender schwerer Hyperinflation oder lebensbedrohlicher respiratorischer Azidose trotz optimaler medikamentöser Therapie und maschineller Beatmung kann eine **ECMO** erwogen werden.

■ **Überwachungsmaßnahmen**

Die Beatmungstherapie sollte durch folgende Maßnahmen überwacht werden:

— Messung der Atemmechanik: Differenz zwischen inspiratorischem Spitzendruck und endinspiratorischem Druck (Plateaudruck) als grobes Maß der Bronchokonstriktion (nur bei VCV)
— Bestimmung des Auto-PEEP durch Verschließen des Exspirationsschenkels des Beatmungsgeräts am Ende der Inspiration beim kontrolliert beatmeten Patienten und Ablesen des Drucks am Beatmungsgerät
— Arterielle Kanüle: kontinuierliche Messung des arteriellen Drucks und häufige Bestimmung der arteriellen Blutgase
— Pulsoxymeter zur Steuerung der inspiratorischen O_2-Konzentration
— Kapnometrie: unzuverlässiges Verfahren im Status asthmaticus, da der Totraum erhöht und die Ventilation inhomogen ist
— Serumelektrolyte und -phosphat
— Röntgenbild des Thorax
— Pulmonaliskatheter: Keine Routineanwendung!

26.5.4 Komplikationen der Beatmung

Tubuskomplikationen und Funktionsstörungen des Beatmungsgeräts gehören zu den häufigen, manchmal letalen Komplikationen beim Status asthmaticus.

Daneben können weitere Komplikationen auftreten:

— Pulmonales Barotrauma: interstitielles Lungenemphysem, Spannungspneumothorax, Pneumomediastinum
— Abnahme des venösen Rückstroms und des Herzzeitvolumens
— Blutdruckabfall
— Herzrhythmusstörungen

— Pulmonale Hypertonie und Rechtsherzinsuffizienz
— Sekretverstopfung der Bronchien mit Atelektasen
— Nosokomiale Pneumonie und Sepsis
— Thromboembolien

26.5.5 Entwöhnung von der Beatmung

Oft kann bereits 24–48 h nach Beginn der Respiratortherapie mit der Entwöhnung begonnen werden. Die mittlere Intubationsdauer beträgt 3–5 Tage.

Kriterien für die Entwöhnung von der Beatmung sind folgende:

— Inspiratorischer Spitzendruck: <30 mbar
— F_iO_2: <50 % bzw. p_aO_2/F_iO_2 >150
— p_aCO_2: <45 mm Hg
— Atemminutenvolumen: <10 l/min
— Maximaler Inspirationssog: <–25 mbar
— Vitalkapazität: >10–15 ml/kg KG
— Bewusstseinszustand: wach und orientiert

Die Kortikosteroidtherapie sollte so lange fortgesetzt werden, bis sich FEV_1 und p_aO_2 signifikant verbessert haben.

Weiterführende Literatur

AWMF (2017) S2k-Leitliniezur Diagnostik und Therapie von Patienten mit Asthma. ► https://www.awmf.org/uploads/tx_szleitlinien/020-009l_S2k_Asthma_Diagnostik_Therapie_2017-11_1.pdf
Brenner K, Abrams DC, Agerstrand CL, Brodie D (2014) Extracorporeal carbon dioxide removal for refractory status asthmaticus: experience in distinct exacerbation phenotypes. Perfusion 29:26–28

Bundesärztekammer, Kassenärztliche Bundesvereinigung (KBV), Arbeitsgemeinschaft der Wissenschaftlichen Medizinischen Fachgesellschaften (AWMF) (2018) Nationale Versorgungsleitlinie Asthma. Langfassung, 3. Aufl. 2018. ▶ https://www.awmf.org/uploads/tx_szleitlinien/nvl-002l_S3_Asthma_2018-09.pdf

Leatherman J (2015) Mechanical ventilation for severe asthma. Chest 147:1671–1680

Lim WJ, Mohammed Akram R, Carson KV, Mysore S, Labiszewski NA, Wedzicha JA, Rowe BH, Smith BJ (2012) Non-invasive positive pressure ventilation for treatment of respiratory failure due to severe exacerbations of asthma. Cochrane Database Syst Rev 12:CD004360

Murase K, Tomii K, Chin K, Tsuboi T, Sakurai A, Tachikawa R, Harada Y, Takeshima Y, Hayashi M, Ishihara K (2010) The use of non-invasive ventilation for life-threatening asthma attacks: changes in the need for intubation. Respirology 15:714–720

Pallin M, Hew M, Naughton MT (2014) Is non-invasive ventilation safe in acute severe asthma 20:251–257

Rampa S, Allareddy V, Asad R, Nalliah RP, Allareddy V, Rotta AT (2015) Outcomes of invasive mechanical ventilation in children and adolescents hospitalized due to status asthmaticus in United States. J Asthma 52:423–430

Schivo M, Phan C, Louie S, Harper RW (2013) Critical Asthma Syndrome in the ICU. Clin Rev Allergy Immunol 48:31–44

Thoraxtrauma, Polytrauma

© Springer-Verlag GmbH Deutschland, ein Teil von Springer Nature 2019
R. Larsen, T. Ziegenfuß, *Pocket Guide Beatmung*,
https://doi.org/10.1007/978-3-662-59657-9_27

27.1 Wichtige Thoraxverletzungen in der Intensivmedizin

— Rippenserienfraktur mit instabilem Thorax: führt zu Störungen der Ventilation, bei Lungenkontusion auch zu Störungen der Oxygenierung
— Pneumothorax, Hämatothorax, Hämatopneumothorax, Spannungspneumothorax: führen zu Störungen der Ventilation und Oxygenierung sowie zur Beeinträchtigung der Herz-Kreislauf-Funktion
— Lungenkontusion: führt zu Störungen der Oxygenierung
— Bronchus- oder Trachealruptur: Blutungen in das Tracheobronchialsystem
— Ösophagusruptur: Mediastinalemphysem

❯ Beachte gefährliche Begleitverletzungen: Herzkontusion mit Rhythmusstörungen, Perikarderguss, Aortenruptur, Zwerchfellruptur, Schädel-Hirn-Trauma.

27.2 Klinisches Bild und Diagnose

Schmerzen und Kurzatmigkeit sind die häufigsten Symptome beim schweren Thoraxtrauma. Dyspnoe und Tachypnoe weisen zwar auf eine Verletzung der Thoraxwand oder der Lunge hin, sind jedoch unspezifisch. Die Diagnose wird durch klinische Untersuchung und apparativ gestellt.

27.2.1 Klinische Untersuchung beim Thoraxtrauma

1. **Inspektion:**
   - Prellmarken am Thorax
   - Paradoxe Thoraxbewegungen
   - Saugende Thoraxwunde
   - Nachschleppende Thoraxbewegungen
   - Äußere Blutungen
   - Gestaute Halsvenen (Herztamponade, Herzinsuffizienz?)
   - Zyanotisches und geschwollenes Gesicht/Hals (Mediastinalkompression?)
   - Kahnförmig vorgewölbtes Abdomen (Zwerchfellruptur?)
2. **Palpation:**
   - Verläuft die Trachea in der Mittellinie?
   - Subkutanes Knistern bzw. Schneeballknirschen bei subkutanem Emphysem?
   - Partielle Beweglichkeit des Sternums oder Schwellung über dem Sternum: Sternumfraktur?
   - Abnormes Thoraxfragment beim Husten tastbar?
3. **Perkussion:**
   - Klopfschall auf einer Seite gedämpft? (Hämatothorax?)
   - Klopfschall auf einer Seite hypersonor? (Pneumothorax?)
   - Ausladende Herzdämpfung? (Hämoperikard?)

4. **Auskultation:**
   — Sind die Atemgeräusche beiderseits gleich?
   — Ist das Atemgeräusch auf einer Seite abgeschwächt? (Hämatothorax? Pneumothorax?)
   — Sind Darmgeräusche im Thorax zu hören? (Zwerchfellruptur?)

27.2.2 Wichtige diagnostische Maßnahmen bei Verdacht auf ein Thoraxtrauma

— Röntgenbild des Thorax
— Sonografie des Thorax
— CT des Thorax
— Echokardiografie, Elektrokardiogramm
— Angiografie
— Bronchoskopie
— Ösophagoskopie bei Verdacht auf Ösophagusverletzung

27.3 Rippenserienfrakturen und instabiler Thorax

Bei Rippenserienfrakturen ist eine intensive Überwachung und eventuell auch Intensivtherapie erforderlich.

Eine **Instabilität der Thoraxwand** („flail chest") entsteht bei Rippenserienfrakturen, wenn 3 oder mehr Rippen jeweils an mindestens 2 Stellen gebrochen sind. Schmerzen und Instabilität bewirken eine Ventilationsstörung. Bei ca. 50 % der Patienten besteht eine Lungenkontusion; sie führt zu Störungen der Oxygenierung (▶ Abschn. 27.3.4).

Ein instabiler Thorax entsteht meist nur durch sehr starke Gewalteinwirkung. Darum muss immer nach schweren intrathorakalen und intraabdominellen Verletzungen gesucht werden. Ein Schädel-Hirn-Trauma liegt bei ca. 15 % der Patienten vor.

Bei Verletzungen der 10., 11. oder 12. Rippe müssen stumpfe Verletzungen anderer Organe, z. B. Milz, Leber, Zwerchfell und Niere, ausgeschlossen werden.

27.3.1 Instabilitätstypen

Schematisch können 3 Typen von instabilem Thorax unterschieden werden: seitlicher, vorderer und hinterer Typ (◘ Abb. 27.1):

— Seitlicher Typ: Fraktur von mindestens 2 benachbarten Rippen in der anterolateralen oder posterolateralen Thoraxregion; häufigster Typ

— Vorderer Typ: Frakturen der Rippen beiderseits parasternal an der knöchern-knorpeligen Verbindung

— Hinterer Typ: Frakturen der Rippen beiderseits paravertebral

27.3.2 Pathophysiologie

Paradoxe Atmung Rippenserienfrakturen mit Instabilität der Thoraxwand führen zur paradoxen Atmung: Während der Inspiration wird das instabile Segment einwärts gezogen, während der Exspiration bewegt es sich nach außen. Der Schweregrad der respiratorischen Störung hängt v. a. von der Größe des instabilen Segments und dem Ausmaß der begleitenden Lungenverletzung ab.

Schmerzen Thoraxverletzungen gehen meist mit erheblichen Schmerzen einher. Hierdurch werden vom Patienten tiefe Atemzüge und wirksame Hustenstöße vermieden. Die Folgen sind ungleichmäßige Belüftung der Lunge, ungenügendes Abhusten von Sekreten, Bildung von Atelektasen und Infektionen der Lunge.

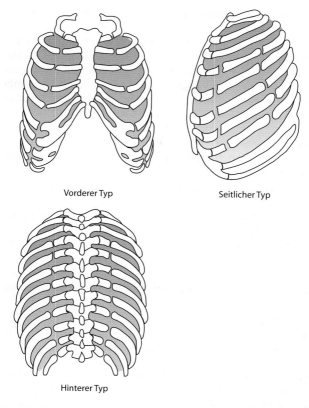

Vorderer Typ

Seitlicher Typ

Hinterer Typ

❏ **Abb. 27.1**   Verschiedene Typen von instabilem Thorax. (Aus: Larsen 2013, mit freundlicher Genehmigung)

Steigerung der Atemarbeit   Verletzungen der Thoraxwand führen zu einer oft erheblichen Steigerung der Atemarbeit bis hin zur muskulären Dekompensation.

27.3.3 Klinisches Bild und Diagnose

Eine Instabilität des Thorax entwickelt sich nicht selten erst innerhalb von 8–24 h nach der Aufnahme, wenn die „Schienung" durch die Kontraktion der Atemmuskulatur nicht mehr aufrechterhalten werden kann. Die Diagnose „instabiler Thorax" wird klinisch, radiologisch und sonografisch gestellt. Hohes Lebensalter und ein ISS von ≥32 erhöhen die Letalität.

27.3.4 Behandlung von Rippenserienfrakturen

Rippenserienfrakturen einschließlich einer instabilen Thoraxwand werden in der Regel konservativ behandelt, nur ausnahmsweise durch operative Maßnahmen. Die wichtigsten therapeutischen Maßnahmen sind folgende:
- Ausreichende Schmerztherapie
- Drainage eines Pneumothorax
- Unterstützung der Atmung, NIV, bei schweren Formen endotracheale Intubation und partielle oder kontrollierte Beatmung

- **Schmerztherapie**

Durch eine umfassende Schmerztherapie kann die maschinelle Beatmung häufig vermieden werden. Folgende Analgesieverfahren werden angewandt:
- Periduralanalgesie mit Opioiden und/oder Lokalanästhetika: effektivstes Verfahren, Anlage durch Anästhesisten
- Systemische Zufuhr von Opioiden (auch als „patient-controlled analgesia", PCA) und nichtsteroidalen Analgetika
- Interkostalnervenblockaden

■■ **Atemtherapie**

Bei Patienten mit Rippenserienfrakturen und geringer Instabilität sind eine lückenlose intensivmedizinische Überwachung und die regelmäßige Kontrolle der arteriellen Blutgase erforderlich.

> ❯ Die Verschlechterung des p_aO_2 ist ein empfindlicheres Zeichen der drohenden respiratorischen Dekompensation als die Abnahme der Vitalkapazität!

Leichte bis mäßig schwere Formen Bei leichten bis mäßig schweren Formen der Thoraxwandinstabilität muss die Atmung meist nicht maschinell unterstützt werden, vorausgesetzt es liegt keine wesentliche Lungenkontusion oder andere schwerwiegende Verletzung vor. Zu den wichtigsten therapeutischen Maßnahmen gehören:

- Schmerztherapie
- O_2-Zufuhr, wenn erforderlich Masken-CPAP
- Sorgfältige Bronchialtoilette mit Abhusten, eventuell auch nasotrachealem Absaugen
- Thoraxphysiotherapie

Beatmung Etwa 60 % der Patienten mit Instabilität der Thoraxwand müssen maschinell beatmet werden, im Mittel 12 Tage:

- **Nichtinvasive Beatmung:** Bei ausgewählten Patienten können durch NIV die Intubationsrate, Pneumonierate, Dauer des Krankenhausaufenthalts und die Letalität gesenkt werden. Verbindliche Kriterien für den Einsatz von NIV sind allerdings derzeit nicht definiert.
- **Maschinelle Beatmung:** Bei schweren Formen der Thoraxinstabilität mit Lungenkontusion ist die maschinelle Unterstützung der Atmung erforderlich. Die wichtigsten Therapieziele sind:
  - Verbesserung der gestörten Oxygenierung unter Anwendung eines ausreichend hohen PEEP
  - Unterstützung der beeinträchtigten Ventilation

Diese Ziele können mit den gebräuchlichen Atemmodi, unter Beachtung ihrer spezifischen Vorteile und
Risiken, erreicht werden. Der Stellenwert der nichtinvasiven Beatmung ist begrenzt. Bei progredienter Oxygenierungsstörung muss die Indikation zur invasiven
Beatmung mit hohem PEEP großzügig gestellt werden. Gleichzeitig ist eine kinetische Lagerungstherapie
erforderlich.

**Lungenprotektive Beatmung bei
Rippenserienfraktur/instabilem Thorax:**
- Möglichst niedrige F_iO_2
- Hubvolumen um 6 ml/kg Idealgewicht
- p_{max}: <30 mbar
- Ausreichend hoher PEEP
- Flache Sedierung bei unterstützten
  Beatmungsformen

Bei vielen Patienten mit schwerer Lungenkontusion ist eine
Langzeitbeatmung erforderlich. Grundsätzlich ist es aber bei der
Beatmungstherapie nicht notwendig, die Heilung der Rippen-
frakturen abzuwarten.

Operative Versorgung der Thoraxwandinstabilität   In einer
(retrospektiven) Untersuchung von Taylor et al. (2016) konnten durch chirurgische Stabilisierung der Rippenfragmente mit
neuen Techniken die Letalitätsrate, Beatmungsdauer, Pneumonierate und Krankenhausverweildauer signifikant gesenkt
werden.

27.4 Lungenkontusion

Bei etwa 30–40 % aller Patienten mit stumpfem Thoraxtrauma besteht eine Lungenkontusion (◘ Abb. 27.2). Die einfache Lungenkontusion ist gekennzeichnet durch einzelne blutdurchsetzte Herde oder ausgedehnte hämorrhagische Bezirke, meist am Ort der Einwirkung. Bei den schweren Kontusionen tritt zusätzlich ein interstitielles und intraalveoläres Ödem mit Mikroatelektasen und Abnahme des Surfactant auf, außerdem wird eine systemische Entzündungsreaktion induziert.

27.4.1 Pathophysiologie

Bei der einfachen Lungenkontusion sind die funktionellen Auswirkungen meist unerheblich. Schwere Formen gehen aufgrund der beschriebenen morphologischen Veränderungen mit folgenden Störungen einher:

— Abnahme der funktionellen Residualkapazität
— Erheblicher funktioneller Rechts-links-Shunt
— Arterielle Hypoxie (Abfall des p_aO_2)

27.4.2 Klinisches Bild und Diagnose

Vereinfacht werden klinisch 2 Schweregrade von Lungenkontusionen unterschieden:

— **Schweregrad I:** einfache Lungenkontusion:
  — Röntgen-Thorax: anfangs lokalisierte Infiltrate oder Verschattungen, in den nächsten 24–48 h zunehmend größere Verschattungen, die sich im Verlauf der nächsten 3–4 Tage wieder auflösen
  — Klinik: unauffälliger Patient oder Zeichen wie Thoraxschmerz, Hämoptysen, Dyspnoe, Tachypnoe

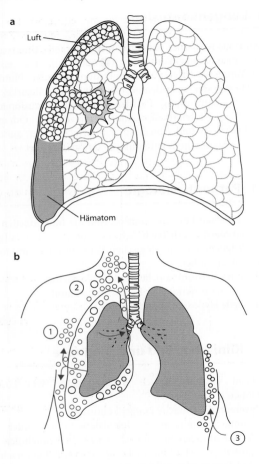

Abb. 27.2   a, b Thoraxtrauma mit Hämatothorax, Pneumothorax und Lungenzerreißung. (Aus: Larsen 2013, mit freundlicher Genehmigung)

- **Schweregrad II:** Lungenkontusion mit respiratorischer Insuffizienz: In diesem Stadium bestehen deutliche Zeichen der respiratorischen Insuffizienz und deren Folgen:
  - Unruhe, Somnolenz
  - Tachypnoe, Dyspnoe, verstärkte Atemarbeit
  - Tachykardie
  - Hypoxie bzw. erniedrigter p_aO_2 mit Zyanose
  - Funktioneller Rechts-links-Shunt

Radiologisch lassen sich ausgedehnte Kontusionsherde nachweisen, die sich innerhalb von 10–14 Tagen wieder zurückbilden.

Bei sehr schweren Formen, meist mit tödlichem Verlauf, besteht bereits bei Aufnahme des Patienten eine ausgeprägte respiratorische Insuffizienz:

- Zyanose
- Hypoxie: p_aO_2 <50 mm Hg
- Hyperkapnie

Für die **Diagnose** werden folgende klinische Untersuchungen durchgeführt:

- Röntgenbild des Thorax: je nach Schweregrad kleine Verschattungen, großflächige Infiltrationen oder Verschattungen ganzer Lungenlappen
- Spiral-CT mit Kontrastmittel: zeigt die Ausdehnung der Kontusionsherde und eventuelle Begleitverletzungen
- Blutgasanalyse: erfasst den Schweregrad der respiratorischen Insuffizienz; ein erniedrigter paO_2 trotz hoher inspiratorischer O_2-Konzentration weist auf eine schwere Lungenkontusion hin.

> ❯ Aus dem Röntgenbild lässt sich weder die Indikation zur Intubation ableiten noch eine zuverlässige Prognose stellen.

27.4.3 Behandlung

Leichte Kontusionen können durch O_2-Zufuhr und Analgetika behandelt werden, bei Schweregrad II ist fast immer die frühzeitige Intubation und partielle Beatmung mit PEEP erforderlich, bei Bedarf ergänzt durch kinetische Lagerungstherapie. Bei schwersten Formen muss der Patient sofort nach der Aufnahme endotracheal intubiert und beatmet werden, und zwar nach den gleichen Prinzipien wie beim ARDS (▶ Kap. 24).

27.5 Polytrauma

Ein Polytrauma ist häufig mit einem Thoraxtrauma und mit einem Schädelhirntrauma verbunden. In der Regel müssen die Patienten invasiv beatmet werden.

Die **Indikation** für eine invasive Beatmung ergibt sich aus wiederholten Kontrollen und der Gesamtbeurteilung folgender Parameter:

— Wachheitsgrad
— Atemmechanik (Thoraxverletzungen)
— Pulmonaler Gasaustausch
— Hämodynamik

27.5.1 Ziele der invasiven Beatmung (S3-Leitinie invasive Beatmung)

— Stabilisierung der alveolären Gasaustauschfläche und der Oxygenierung
— Ausreichende Ventilation und CO_2-Elimination
— Supportiv bei anderen schweren Verletzungen und bei ausgeprägter hämodynamischer Instabilität

Weiterführende Literatur

AWMF (2016) S3 – Leitlinie Polytrauma/Schwerverletzten-Behandlung.
► https://www.awmf.org/uploads/tx_szleitlinien/012-019l_S3_
Polytrauma_Schwerverletzten-Behandlung_2017-08.pdf

Battle CE, Evans PA (2015) Predictors of mortality in patients with flail chest: a systematic review. Emerg Med J 32:961–965

Chiumello D, Coppola S, Froio S, Gregoretti C, Consonni D (2013) Noninvasive ventilation in chest trauma: a systematic review and meta-analysis. Intensive Care Med 39:1171–1180

Deghan N, de Mestral C, McKee MD, Schemitsch EH, Nathens A (2014) Flail chest injuries: a review of outcomes and treatment practices from the National Trauma Data Bank. J Trauma Acute Care Surg 76:462–468

Kreuter M, Mathis G (2014) Emergency ultrasound of the chest. Respiration 87:89–97

Larsen R (2013) Anästhesie, 10. Aufl. Elsevier, München

Richter T, Ragaller M (2011) Ventilation in chest trauma. J Emerg Trauma Shock 4:251–259

Taylor BC, Fowler T, Bruce G, Dominguez N (2016) Clinical outcomes of surgical stabilization of flail chest injury. J Am Acad Orthop Surg 24:575–580

Schädel-Hirn-Trauma und erhöhter intrakranieller Druck

© Springer-Verlag GmbH Deutschland, ein Teil von Springer Nature 2019
R. Larsen, T. Ziegenfuß, *Pocket Guide Beatmung*,
https://doi.org/10.1007/978-3-662-59657-9_28

28.1 Erhöhter intrakranieller Druck

Hohe intrakranielle Drücke können die Hirndurchblutung global vermindern und eine zerebrale Ischämie und Hypoxie auslösen.

28.1.1 Atmung und Hirndruck

Ein Abfall des p_aCO_2 (Hypokapnie) bewirkt eine Konstriktion der Hirngefäße, die Hirndurchblutung nimmt ab; ein Anstieg des p_aCO_2 (Hyperkapnie) dilatiert dagegen die Hirngefäße und die Durchblutung nimmt zu – in beiden Fällen unabhängig vom zerebralen Perfusionsdruck (CPP). Erst wenn der CPP unterhalb des Autoregulationsbereichs abgefallen ist, wird der Einfluss des p_aCO_2 auf die Hirndurchblutung aufgehoben.

- Die Hirndurchblutung ändert sich pro mm Hg p_aCO_2-Änderung um etwa 2 ml/min × 100 g Hirngewebe.
- Bei einem p_aCO_2 von 15–20 mm Hg nimmt sie um 40–60 % ab.
- Bei einem p_aCO_2 von 70–80 mm Hg steigt sie maximal um 100–120 % an.

Diese Effekte treten innerhalb weniger Minuten auf.

> **Hyperventilation vermindert die Hirndurchblutung und den intrakraniellen Druck, Hypoventilation steigert die Hirndurchblutung und führt dadurch zum Hirndruckanstieg.**

28.1.2 **Kontrollierte Hyperventilation**

Durch eine kontrollierte Hyperventilation werden Hirndurchblutung, zerebrales Blutvolumen und intrakranieller Druck gesenkt. Die kontrollierte Hyperventilation ist v. a. bei akuten Hirndruckanstiegen wirksam; bei anhaltender Hyperventilation normalisiert sie sich innerhalb von etwa 24 h wieder. In diesem Stadium ist eine akute Hirndrucksenkung nur noch durch eine extreme Hyperventilation möglich, für die aber wiederum sehr hohe Atemminutenvolumina erforderlich sind.

> **Bei der kontrollierten Hyperventilation sollten p_aCO_2-Werte von 25 mm Hg wegen der Gefahr einer Hirnischämie und hypoxischen Hirnschädigung nicht unterschritten werden.**

■ **Einsatz der kontrollierten Hyperventilation**

Die Fachgesellschaften (DGN und Brain Trauma Foundation) empfehlen zur kontrollierten Hyperventilation und Behandlung des erhöhten intrakraniellen Drucks Folgendes:

- Keine prophylaktische Hyperventilation bei normalem oder grenzwertig erhöhtem intrakraniellem Druck!

- Hirndruckzielwerte: <20–25 mm Hg; bei Subarachnoidal-blutung und noch unversorgtem Aneurysma: nicht aggressiv <20 mm Hg senken.
- Bei krisenhaftem Hirndruckanstieg: kurzfristig mäßige Hyperventilation (p_aCO_2 30–35 mm Hg) oder Osmot-herapie mit 20 %-igem Mannitol (100–200 ml 20 %) oder 7,5–10 %-igem NaCl (100–250 ml).
- Bei Versagen von Hyperventilation und Mannitol: einmalig Zufuhr von TRIS-Puffer.
- Keine längerfristige Anwendung der kontrollierten Hyper-ventilation.
- Keine Hyperventilation in den ersten 24 h nach Schädel-Hirn-Trauma, da in dieser Zeit der zerebrale Blutfluss oft bereits kritisch reduziert ist.
- Bei kontrollierter Hyperventilation wird die Messung der jugularvenösen O_2-Sättigung oder der Sauerstoffspannung im Hirngewebe empfohlen. Ein Abfall der jugularvenösen O_2-Sättigung auf 55–60 % kann ein Hinweis auf schädliche Effekte der Hyperventilation (zerebrale Ischämie durch Vasokonstriktion) sein.

- **Weitere Empfehlungen**
- Kontrollierte hochnormale S_aO_2
- Normoglykämie
- Normothermie
- Oberkörperhochlagerung um 15° vermutlich günstig
- Keine Glukokortikoide beim Schädel-Hirn-Trauma zur Hirndrucksenkung, sondern nur bei Hirntumoren und Hirnmetastasen
- Keine milde Hypothermie beim Schädel-Hirn-Trauma, sondern nur nach globaler zerebraler Ischämie für die ersten 24 h
- Bei unklarem Hirndruckanstieg: frühzeitig zerebrale CT/MRT (Blutung/Liquorstau?)

— Entlastung raumfordernder intrakranieller Verletzungen
— Wenn indiziert: Entlastungstrepanation

28.1.3 Ausreichender zerebraler Perfusionsdruck (CPP)

CPP-Werte von <50 mm Hg sollten vermieden werden. Folgende Zielwerte werden empfohlen (DGN):
— Schädel-Hirn-Trauma: 50–70 mm Hg
— Raumfordernder ischämischer Schlaganfall: >70 mm Hg
— Intrazerebrale Blutung: 50–70 mm Hg, möglichst >60 mm Hg
— Subarachnoidalblutung: 60–90 mm Hg, bei durchblutungs-relevantem Vasospasmus 80–120 mm Hg

❯ Ist der Hirndruck nicht erhöht, sollte der mittlere arterielle Druck bei gefährdeten Patienten >100 mm Hg betragen.

28.2 Beatmungstherapie bei schwerem Schädel-Hirn-Trauma

Patienten mit schwerem Schädel-Hirn-Trauma werden in vielen Neurozentren routinemäßig relaxiert und kontrolliert langzeit-beatmet. Hierdurch wird zwar die Drainage des hirnvenösen Blutes verbessert, die pulmonale und neurologische Morbidität aber gesteigert und die bettseitige neurologische Beurteilung erheblich eingeschränkt. Zahlreiche Intensivmediziner beatmen daher die Patienten auch ohne Muskelrelaxierung, unter früh-zeitigem Einsatz unterstützender Atemmodi.

28.2.1   Ziele der Atem- und Beatmungstherapie beim Schädel-Hirn-Trauma

— Aufrechterhaltung einer ausreichenden O_2-Versorgung des Gehirns unter Vermeidung hypoxisch-ischämischer Phasen

— Sicherung der Atemwege von bewusstlosen Patienten durch endotracheale Intubation oder Tracheotomie

— Kontrolle des arteriellen pCO_2; in der Regel Normoventilation, bei Bedarf leichte Hypokapnie (Hyperventilation). Kontrollierte Hyperventilation nur in begründeten Ausnahmefälle und nur für kurze Zeit bei erhöhtem Hirndruck mit Einklemmungsgefahr. Gefahr der Hirnischämie! (Leitinie der DGNC 2015)

— Senkung des erhöhten intrakraniellen Drucks und Vermeiden weiterer Anstiege des Hirndrucks. Angestrebter Wert: <20–25 mm Hg unter kontinuierlicher Messung des intrakraniellen Drucks

— Möglichst kurze Beatmungs- und Intubationsdauer

▶ Beatmungsziele beim schweren Schädel-Hirn-Trauma:
— p_aCO_2: 35–45 mm Hg, $p_{et}CO_2$ 30–40 mm Hg
— p_aO_2: >90 mm Hg; S_aO_2 >95 %
— Atemzugvolumen: ca. 6–8 ml/kg Idealgewicht, Atemfrequenz ca. 12/min
— PEEP: ca. 5 mm Hg

◾ **Atemwegsdrücke**

Die Atemwegsdrücke, v. a. der mittlere intrathorakale Druck und der PEEP, sollten möglichst niedrig gewählt werden, um den venösen Abfluss des Gehirns nicht zu behindern. Eine lungenprotektive Beatmung mit niedrigen Atemzugvolumina (6–8 ml/kg Idealgewicht) und PEEP wird empfohlen.

Ein PEEP von 5–8 mm Hg steigert in der Regel nicht den intrakraniellen Druck und kann somit auch beim

Schädel-Hirn-Trauma angewandt werden. Bei Bedarf sind laut DGN mäßige PEEP-Werte von 10–14 mbar vertretbar.

Die IRV erhöht den mittleren intrathorakalen Druck und sollte daher bei erhöhtem Hirndruck vermieden werden.

■ **Partielle Beatmungsformen**

Bei partiellen Beatmungsformen wie SIMV, MMV, PSV und BIPAP sind die mittleren intrathorakalen Drücke häufig niedriger als bei kontrollierter Beatmung. Sie können daher bei Patienten mit Schädel-Hirn-Trauma und erhaltenem Atemantrieb ebenfalls angewandt werden.

❯ Bei partiellen Beatmungsformen muss strikt darauf geachtet werden, dass der Patient nicht hypoventiliert, da hierdurch der intrakranielle Druck ansteigen kann.

■ **Schädel-Hirn-Trauma und ARDS**

Gelegentlich besteht bei Polytraumatisierten ein Hirnödem zusammen mit einem ARDS (▶ Kap. 24). Bei dieser Konstellation muss individuell entschieden werden:

— Hyperkapnie ist kontraindiziert (Hirndruckanstieg).
— PEEP-Werte bis 14 mbar gelten als akzeptabel.

28.2.2 Entwöhnung und Extubation

Die Beatmung sollte so kurz wie möglich sein, ebenso die Dauer der endotrachealen Intubation. Bei Patienten mit Werten von 8–10 auf der Glasgow-Koma-Skala und ausreichendem Hustenstoß ist das Risiko eines Extubationsversagens niedrig, jedoch muss über die Extubation individuell entschieden werden. Folgende Extubationskriterien sollten erfüllt sein:

— Inspiratorische Druckunterstützung: <10 mbar
— Glasgow-Koma-Skala: ≥10
— Ausreichender Hustenstoß

Weiterführende Literatur

Alali AS, Scales DC, Fowler RA, Mainprize TG, Ray JG, Kiss A, de Mestral C, Nathens AB (2014) Tracheostomy timing in traumatic brain injury: a propensity-matched cohort study. J Trauma Acute Care Surg 76:70–76

Borsellino B, Schultz MJ, Gama de Abreu M, Robba C, Bilotta F (2016) Mechanical ventilation in neurocritical patients: a systematic literature review. Exper Rev Respir Med 10:1123–1132

Brain Trauma Foundation, American Association of Neurological Surgeons; Congress of Neurological Surgeons (2007) Guidelines for the management of severe traumatic brain injury. J Neurotrauma 24(1):S1–S106

Deutsche Gesellschaft für Neurologe (DGN) (2015) Leitlinien Schädel-Hirn-Trauma im Erwachsenenalter. AWMF-Registernummer 008-001. Stand: 02.12.2015, gültig bis: 01.12.2020. ► http://www.awmf.org/leitlinien/detail/ll/008-001.html. Zugegriffen: 16. Okt. 2016

Deutsche Gesellschaft für Neurologie (DGN) (2012) Intrakranieller Druck. AWMF-Registernummer 030-105. Stand: September 2012, verlängert: 29. Oktober 2015, gültig bis: September 2017. ► http://www.dgn.org/leitlinien/2426-ll-86-2012-intrakranieller-druck-icp. Zugegriffen: 16. Okt. 2016

DGNC (2015) Leitlinie Schädel-Hirn-Trauma im Erwachsenenalter. ► https://www.awmf.org/uploads/tx_szleitlinien/008-001l_S2e_Schaedelhirntrauma_SHT_Erwachsene_2016-06.pdf

Österreichische Gesellschaft für Anästhesiologie, Reanimation und Intensivmedizin (ÖGARI) (2013) Empfehlungen zur Erstversorgung von Patienten mit Schädel-Hirn-Trauma. Erstellt von der Arbeitsgruppe zur Optimierung der Erstversorgung von Patienten mit SHT. ► http://www.oegari.at/web_files/dateiarchiv/editor/empfehlung__zu_erstversorgung_sht_2013.pdf. Zugegriffen: 16. Okt. 2016

Roquilly A, Cinotti R, Jaber S, Vourc'h M, Pengam F, Mahe PJ, Lakhal K, Demeure Dit Latte D, Rondeau N, Loutrel O, Paulus J, Rozec B, Blanloeil Y, Vibet MA, Sebille V, Feuillet F, Asehnoune K (2013) Implementation of an evidence-based extubation readiness bundle in 499 brain-injured patients. A before-after evaluation of a quality improvement project. Am J Respir Crit Care Med 188:958–966

Postoperative akute hypoxämische respiratorische Insuffizienz

© Springer-Verlag GmbH Deutschland, ein Teil von Springer Nature 2019
R. Larsen, T. Ziegenfuß, *Pocket Guide Beatmung*,
https://doi.org/10.1007/978-3-662-59657-9_29

29.1 Atemfunktion in der intra- und postoperativen Phase

Die FRC nimmt während der **intraoperativen** maschinellen Beatmung um ca. 20 % ab. Hierdurch kollabieren v. a. in den abhängigen Lungenarealen die kleinen Atemwege am Ende der Exspiration, und es entstehen **Atelektasen** mit Zunahme des intrapulmonalen Rechts-links-Shunts. Durch intraoperative protektive Beatmung mit niedrigen Atemzugvolumina (6–8 ml/kg Idealgewicht), niedrigem Plateaudruck (<16 mbar) und niedrigem PEEP (5 mbar, bei Adipositas permagna bis zu 20 mbar) kann die Häufigkeit postoperativer pulmonaler Komplikationen gesenkt werden.

Unmittelbar **postoperativ** entwickelt sich häufig eine restriktive Atemstörung mit Abnahme der Vitalkapazität und der FRC, Atelektasen und Störungen der Oxygenierung (Abfall des p_aO_2), besonders nach abdominalen und intrathorakalen Eingriffen. Der

p_aO_2-Abfall kann meist durch Zufuhr von Sauerstoff beseitigt werden. Auch normalisiert sich die Lungenfunktion bei peripheren Eingriffen innerhalb von ca. 2 h nach dem Narkoseende.

29.2 Postoperative hypoxämische respiratorische Insuffizienz

Nach Oberbaucheingriffen und intrathorakalen Operationen kommt es regelmäßig zu Störungen der Atemmechanik und Ventilation. Die Vitalkapazität kann um 50–75 % abnehmen, die FRC um bis zu 35 % und das inspiratorische Reservevolumen um 10 %. Der p_aCO_2 kann erhöht oder durch kompensatorische Hyperventilation erniedrigt sein.

29.2.1 Ursachen

— Überhang von Narkosemitteln und Muskelrelaxanzien
— Einschränkung der Zwerchfellbeweglichkeit, z. B. durch Blähung des Abdomens, Atelektasen, Lungenödem, Erguss
— Spasmen und Tonuserhöhung von Bauchmuskeln und Zwerchfell
— Störungen der Zwerchfellkontraktion
— Schonatmung durch Wundschmerz
— Zu schwacher Hustenstoß
— Sekretretention
— Pulmonale Aspiration; Risikofaktoren: Schluckstörungen, Erbrechen, eingeschränkte Schutzreflexe
— Herz-Kreislauf-Insuffizienz
— Obstruktives Schlafapnoesyndrom (OSAS)

29.2.2 Risikofaktoren

Häufigkeit und Schwere postoperativer pulmonaler Komplikationen werden durch zahlreiche Risikofaktoren beeinflusst:
- Hohes Lebensalter, Adipositas, Nikotinabusus, verminderte Immunabwehr
- Kardiopulmonale Vorerkrankungen, v. a. COPD, obstruktives Lungenödem
- Oberbaucheingriff, intrathorakale Operation, lange Operationsdauer
- Ungenügende präoperative Vorbereitung
- Ungenügende postoperative Mobilisierung von Patienten mit pulmonalen Vorerkrankungen

29.2.3 Therapie

Die endotracheale Intubation erhöht das Risiko für pulmonale Komplikationen. Daher sollte der Patient so früh wie möglich extubiert werden. CPAP oder NIV direkt nach der Extubation senkt die Reintubationsrate und wirkt sich günstig auf den pulmonalen Gasaustausch aus.

- **Nichtinvasive Maßnahmen**

Bei den meisten Patienten kann die postoperative respiratorische Insuffizienz durch folgende nichtinvasive Maßnahmen behandelt werden:
- Ausreichende Schmerztherapie mit potenten Analgetika (Opioide), wenn erforderlich in Kombination mit rückenmarknahen Verfahren
- Zufuhr von O_2,
- High-flow-Sauerstoffzufuhr (HFNC) über Nasenkanülen bei hypoxämischer ARI nach kardiochirurgischen Eingriffen (Empfehlung der S3-Leitlinie)

- Oberkörperhochlagerung um 30° und frühzeitige
  Mobilisierung
- Physiotherapie bzw. Atemgymnastik
- Drainage von Pleuraergüssen
- **Nichtinvasive Atemunterstützung,** z. B. Masken-CPAP/PSV.
  Wirkungen: vermindert die Atemarbeit, erhöht die FRC,
  rekrutiert kollabierte Alveolarbezirke, verbessert den pul-
  monalen Gasaustausch und senkt die Pneumonierate. Die
  S3-Leitlinie zu NIV bei akuter respiratorischer Insuffizienz
  empfiehlt den frühzeitigen Einsatz von CPAP oder NIV
  (direkt nach Extubation) bei Patienten mit erhöhtem Risiko
  für eine postoperative hypoxämische ARI.

■ Postoperative invasive Beatmung

Bei Patienten mit postoperativem Lungenparenchymversagen
oder Versagen der Atempumpe muss die Atmung frühzeitig
maschinell unterstützt werden, um eine schwere Dekompensation
zu verhindern.

❯ Richtwerte für eine maschinelle Unterstützung der
Atmung: Abfall des $p_aO_2 \leq 50$ mm Hg bei Raumluftatmung
und gleichzeitiger Tachypnoe ≥ 35/min.

Die druckunterstützte Spontanatmung sollte, wenn möglich,
bevorzugt werden. Ist dies nicht möglich, wird zunächst kontrolliert beatmet.

Verfahren:
- Druckunterstützte Spontanatmung (PSV/ASB), z. B. mit
  5–15 mbar und PEEP 5–10 mbar
- Kontrollierte Beatmung (CMV):
  - Druckkontrolliert (PCV, BIPAP)
  - Volumenkontrolliert (VCV)
  - Druckreguliert, volumenkonstant (PRCV, Auto-Flow,
    Bi-Level-VG)

Bei kontrollierter Beatmung sollte so früh wie möglich auf eine **unterstützte Spontanatmung** mit PEEP übergegangen werden. Die Entwöhnung von der kontrollierten Beatmung kann mit PSV/ASB oder BIPAP erfolgen (Einzelheiten ► Kap. 23).

Ist der Patient wach, sind die Schutzreflexe intakt und besteht keine respiratorische Insuffizienz mehr, kann er extubiert werden.

Weiterführende Literatur

AWMF (2015) S3- Leitlinie Nichtinvasive Beatmung als Therapie der akuten respiratorischen Insuffizienz. AWMF-Registernummer 020-004. Stand: 10.07.2015, gültig bis: 31.12.2019. ► http://www.awmf.org/leitlinien/detail/ll/020-004.html

AWMF(2017) S3-Leitlinie Invasive Beatmung und Einsatz extrakorporaler Verfahren bei akuter respiratorischer Insuffizienz, 1. Aufl., Stand 04.12.2017. ► https://www.awmf.org/uploads/tx_szleitlinien/001-021l_S3_Invasive_Beatmung_2017-12.pdf

Guay J, Ochroch EA (2015) Intraoperative use of low volume ventilation to decrease postoperative mortality, mechanical ventilation, lengths of stay and lung injury in patients without acute lung injury (review). Cochrane Database Syst Rev 2015(12):CD011151

Jaber S, De Jong A, Castagnoli A, Futier E, Chanques G (2014) Non-invasive ventilation after surgery. Ann Fr Anesth Reanim 33:487–491

Lellouche F, Dionne S, Simard S, Bussières J, Dagenais F (2012) High tidal volumes in mechanically ventilated patients increase organ dysfunction after cardiac surgery. Anesthesiology 116:1072–1082

Lipes J, Bojmehrani A, Lellouche F (2012) Low tidal volume ventilation in patients without acute respiratory distress syndrome: a paradigm shift in mechanical ventilation. Crit Care Res Pract 2012:416862

Oczenski W, Hörmann C (2012) ÖGARI-Leitlinie zur invasiven Beatmung von Intensivpatienten. ► http://www.oegari.at/web_files/dateiarchiv/editor/leitlinie_invasiven_beatmung_von_intensivpatienten_2012.pdf. Zugegriffen: 16. Okt. 2016

Beatmung von Kindern

© Springer-Verlag GmbH Deutschland, ein Teil von
Springer Nature 2019
R. Larsen, T. Ziegenfuß, *Pocket Guide Beatmung*,
https://doi.org/10.1007/978-3-662-59657-9_30

30.1 Atemphysiologische Besonderheiten

Die maschinelle Beatmung von Kindern unterscheidet sich wegen der atemphysiologischen Besonderheiten (◘ Tab. 30.1) von der des Erwachsenen. Zu diesen für die Beatmung wichtigen Unterschieden gehören:

- Atemfrequenz: hoch, Atemzugvolumen: klein
- Inspirationsflow: niedrig
- Totale Compliance (Absolutwert): niedrig
- Atemwegswiderstand: hoch in den peripheren Atemwegen; wird durch Endotrachealtubus, hohen Atemgasflow und eine verminderte FRC stark erhöht
- Zwerchfell: Hauptatemmuskel bei Neugeborenen und Kleinkindern

30.2 Indikationen für eine Beatmung

Bei Säuglingen und Kleinkindern kann die Indikation für eine maschinelle Atemunterstützung oder Beatmung oft nicht allein aufgrund der Blutgaswerte gestellt werden. Vielmehr müssen die

▪ Tab. 30.1   Respiratorische Parameter beim Kleinkind und beim Erwachsenen

Parameter		Kleinkind	Erwachsener
Atemfrequenz	(min^{-1})	30–40	12–16
Inspirationszeit	(s)	0,4–0,5	1,2–1,4
Atemzeitverhältnis	(I:E)	1:1,5–1:2	1:2–1:3
Inspirationsflow	(l/min)	2–3	24
Atemzugvolumen	(ml)	18–24	500
	(ml/kg KG)	6–8	6–8
FRC	(ml)	100	2200
	(ml/kg KG)	30	34
Vitalkapazität	(ml)	120	3500
	(ml/kg KG)	33–40	52
Totalkapazität	(ml)	200	6000
	(ml/kg KG)	63	86
Totale Compliance	$(ml/cm\ H_2O)$	2,6–4,9	100
	$(ml/cm\ H_2O/FRC)$	0,04–0,06	0,04–0,07
Lungencompliance	$(ml/cm\ H_2O)$	4,8–6,2	170–200
	$(ml/cm\ H_2O/FRC)$	0,04–0,074	0,04–0,07
Respiratorische Wasserverluste	(ml/24 h)	45–55	300

zugrunde liegende Erkrankung, das Ausmaß der Atemarbeit, der klinische Gesamtzustand und die Bewusstseinslage berücksichtigt werden.

30.2.1 Respiratorische Insuffizienz

Die wichtigste Indikation für die maschinelle Unterstützung der Atmung ist, wie beim Erwachsenen, die respiratorische Insuffizienz, die allerdings nicht ganz scharf definiert ist. Bei Früh- und Neugeborenen gelten folgende **Grenzwerte der Blutgase** als Indikation für die maschinelle Atemunterstützung:

- P_aO_2 <50 mm Hg bei einer F_iO_2 von 0,6–1,0
- P_aCO_2 >60 mm Hg unter Spontanatmung

> Bei Kindern mit zyanotischen Herzfehlern sind arterielle pO_2-Werte von 30–40 mm Hg keine Indikation für eine Beatmung.

Die wichtigsten **Ursachen** der respiratorischen Insuffizienz bei Neugeborenen und Kleinkindern sind folgende:
- Früh- und Neugeborene:
    - Idiopathisches Atemnotsyndrom („respiratory distress syndrome", RDS)
    - Rezidivierende Apnoen
    - Mekoniumaspiration
    - Postasphyxiesyndrom
    - Lungenhypoplasie mit Zwerchfellhernie
    - Pneumonie
    - Nach chirurgischen Eingriffen: abdominale Missbildungen, Operationen mit der Herz-Lungen-Maschine
- Säuglinge und Kleinkinder:
    - Schwere Obstruktion der Atemwege
    - Bronchopneumonie
    - Dekompensierte angeborene Herzfehler

- Status asthmaticus
- Große chirurgische Eingriffe: Herz, Abdomen
- ARDS

30.2.2 Apnoe

Apnoen, die mit Bradykardien einhergehen und durch äußere Reize nicht beseitigt werden können, bedürfen ebenfalls der respiratorischen Therapie.

30.3 Endotracheale Intubation und Tracheotomie

Zur Sicherung der Atemwege wird bei Kindern die endotracheale Intubation der Tracheotomie vorgezogen, da sie leichter durchzuführen und mit weniger Komplikationen verbunden ist.

> ❯ Eine Indikation zur Tracheotomie liegt nur vor, wenn die endotracheale Intubation nicht möglich oder erkrankungsbedingt kontraindiziert oder eine sehr lange Intubationsdauer erforderlich ist.

Bei kleinen Kindern wird – abgesehen von Notfällen – meist **nasotracheal** intubiert, da die nasale Intubation gegenüber der oralen folgende **Vorteile** aufweist:
- Bessere Tolerierung durch das Kind
- Sichere Fixierung
- Freier Mund, wenig behinderter Schluckakt, enterale Ernährung möglich

Der Endotrachealtubus wird unter Sicht nur so weit vorgeschoben, bis die Spitze in der Tracheamitte bzw. 1–2 cm oberhalb der

Carina liegt. Auch bei Säuglingen und Kindern können Tuben mit Cuff eingesetzt werden. Der Cuffdruck sollte maximal 20 mbar betragen.

30.4 Wahl des Beatmungsgeräts

Für die Beatmung von Neugeborenen werden entweder konventionelle Beatmungsgeräte eingesetzt oder solche, die auch eine Hochfrequenzbeatmung ermöglichen (▶ Abschn. 30.6.1). Bei Kindern jenseits der Neugeborenen- oder Säuglingsperiode werden dagegen, wie bei Erwachsenen, fast ausschließlich konventionelle Beatmungsmodi angewandt.

30.5 Druckgesteuerte oder volumengesteuerte Beatmung?

30.5.1 Neugeborene

Wie beim Erwachsenen auch, ist strittig, ob bei Neugeborenen eine druckkontrollierte bzw. druckbegrenzte Beatmung einer volumenkontrollierten vorzuziehen ist:

- Bei der druckkontrollierten Beatmung ändert sich das Hubvolumen abhängig von Änderungen der Compliance und Resistance der Lunge.
- Bei der volumenkontrollierten Beatmung wird ein konstantes Hubvolumen garantiert, dafür ändern sich die Atemwegsdrücke in Abhängigkeit von Änderungen der Compliance und Resistance.

Eine prospektive Untersuchung ergab eine kürzere Beatmungsdauer bei der volumenkontrollierten verglichen mit einer druckbegrenzten Beatmung.

30.5.2 Ältere Kinder

Sie können auch mit älteren Beatmungsgeräten wahlweise druck- oder volumenkontrolliert beatmet werden. Eindeutige Belege für die Überlegenheit des einen oder anderen Verfahrens gibt es nicht.

30.6 Wahl des Beatmungsmodus

Die PEMVECC gibt keine Empfehlungen für einen bestimmten Beatmungsmodus für Kindern mit verschiedenen pulmonalen Störungen und Erkrankungen einschließlich Weaningmethoden und Extubationskriterien, weil hierzu keine wissenschaftlich gesicherten Daten vorliegen.

Die Einstellung des Beatmungsgerätes solle daher auf der Grundlage klinischer Erfahrung unter Berücksichtigung der Pathophysiologie der Erkrankung vorgenommen werden.

30.6.1 Neugeborene

Auch in der neonatologischen Intensivmedizin überwiegt bei der Beatmung die Wahl eines konventionellen Atemmodus. Allerdings gibt es einige Zentren, die beim akuten Atemnotsyndrom eine Hochfrequenzbeatmung durchführen (▶ Kap. 17). Seit Einführung der Surfactantsubstitution ist bei Neugeborenen nur noch selten eine ECMO erforderlich.

■ **Konventionelle Atemmodi**

Bei Neugeborenen sollten die Beatmungsmodi unter Berücksichtigung folgender Prinzipien eingesetzt werden:

- Ausreichende „Öffnung der Lunge" („lung recruitment") durch **vorsichtige** Anwendung vorübergehend erhöhter Atemvolumina bzw. -drücke
- Aufrechterhaltung der Gasaustauschfläche mit einem ausreichend hohen PEEP (in der Regel geringer als beim Erwachsenen)
- Ventilation mit möglichst niedriger Beatmungsamplitude, sodass niedrige obere Beatmungsdrücke bzw. -volumina entstehen, ggf. mit PHC

Problematisch ist dabei die Öffnung der Lunge: Schon wenige Atemhübe bis zu 40 mbar in der unmittelbaren postnatalen Phase können offenbar erhebliche Lungenschäden induzieren; andererseits führt eine Beatmung mit niedrigen Lungenvolumina zu fortgesetzter Lungenschädigung durch Atelektrauma.

Zusätzlich ist bei RDS die endotracheale Surfactantgabe indiziert (wegen der besseren Verteilung des Surfactant am besten erst nach der Lungeneröffnung).

Meist werden zur Beatmung des Neugeborene folgende **Atemmodi** eingesetzt:

- Spontanatmung auf einem PEEP-Niveau (CPAP)
- Kontrollierte Beatmung (CMV)
- (Synchronisierte) intermittierende Zwangsbeatmung, (S) IMV

Grundsätzlich ist eine Beatmung Neugeborener auch mit folgenden Modi möglich:

- Assistierte Beatmung (A/C)
- Mandatorische Minutenbeatmung (MMV)
- Druckunterstützte Beatmung (PSV); allein oder in Kombination mit SIMV oder MMV
- Beatmung mit umgekehrtem Atemzeitverhältnis (IRV)
- „Airway pressure release ventilation" (APRV)

- Volumenkonstante, druckkontrollierte Atemmodi (PR-VCV und VAPS)
- Proportionale Druckunterstützung (PAV)

SIMV mit und ohne Druckunterstützung erhöht im Vergleich mit HFO das Risiko einer bronchopulmonalen Dysplasie und verlängert die Beatmungsdauer (Greenough et al. 2016)

■ **CPAP**

Die CPAP-Atmung kann beim Neugeborenen über einen Endotrachealtubus oder nichtinvasiv erfolgen. Für die nichtinvasive CPAP-Atmung sind kurze nasale Tuben am effektivsten. Das CPAP-Niveau kann bis auf 10 mbar eingestellt werden. Dabei wird der PEEP in 2- bis 3-mbar-Schritten erhöht, bis eine ausreichende Oxygenierung erzielt worden ist. Durch nichtinvasive CPAP-Atmung kann bei einigen RDS-Patienten eine invasive Beatmung vermieden werden. Weitere Indikationen sind die Mekoniumaspiration, das Apnoesyndrom und die respiratorische Insuffizienz nach Herzoperationen.

■ **Hochfrequenzoszillationsbeatmung (HFO)**

Eine HFO kann möglicherweise – zusammen mit einem adäquaten Lung-Recruitment-Manöver – die Häufigkeit chronischer Lungenschäden vermindern und die Überlebensrate verbessern. Dabei sind folgende **praktische Hinweise** zu beachten:

- Die Oxygenierung wird durch Veränderung der F_iO_2 und der Höhe des mittleren Atemwegsdrucks verbessert.
- Die Ventilation wird durch Veränderung der Schwingungsamplitude beeinflusst. Die HFO-Frequenz wird umso höher gewählt, je kleiner der Patient ist (Bereich 10–15 Hz).
- Das Lung-Recruitment-Manöver wird meist klinisch und radiologisch beurteilt: Eine adäquate Lungeneröffnung liegt dann vor, wenn die hinteren Rippen 8–9 in der Thoraxübersichtsaufnahme zu sehen ist.

- **ECMO**

Bei schwersten therapieresistenten Lungenerkrankungen von Neugeborenen bzw. bei postnatalem Lungenversagen kann ECMO in den meisten Fällen erfolgreich eingesetzt werden (Überlebensrate ca. 85 %).

Kriterien für den Einsatz von ECMO:

- Oxygenierungsindex: >25 (= $F_iO_2 \times 100 \times$ mittlerer arterieller Druck/p_aO_2; Beachte: Dieser Index ist nicht identisch mit dem Horowitz-Index in ► Kap. 24!)
- p_aO_2 <50–60 mm Hg bei F_iO_2 von 1,0 und p_{insp} >35 mbar über 2–12 h oder HFOV >6 h oder
- akute respiratorische Verschlechterung mit einem p_aO_2 <50–60 mm Hg

Kontraindikationen:

- <2 kg KG
- <34. Schwangerschaftswoche
- Intrakranielle Blutung >Grad II
- Schwere Gerinnungsstörung
- Therapieresistente Sepsis
- Irreversible Schädigung von Gehirn, Herz, Leber, Niere
- Beatmung >7 Tage
- Innerhalb von 7 Tagen irreversible Lungenerkrankung

30.6.2 Ältere Kinder

Für die Beatmung älterer Kinder werden konventionelle Atemmodi eingesetzt. HFO und ECMO sind dagegen außerhalb der Neonatalperiode (wie beim Erwachsenen) nicht gebräuchlich.

■ **Einstellung des Beatmungsgeräts**

Zu Beginn kann die Beatmung im CMV bzw. A/C-Modus in folgender Weise eingestellt werden:

— Druckkontrollierte Beatmung (PCV):
  — Atemmodus: CMV bzw. A/C
  — p_{max} (Spitzendruck): 15–25 mbar (resultierendes Hubvolumen ca. 6–8 ml/kg KG)
  — PEEP: 3–5 mbar
  — f (Frequenz): 40–60/min bzw. orientiert an der altersphysiologischen Atemfrequenz (◘ Tab. 30.2)
  — I:E: im Verhältnis 1:1–1:2
  — F_iO_2 nach Bedarf (0,4–1,0) p_aO_2 von 60–90 mm Hg, bei Neugeborenen und Säuglingen von 70 mm Hg (Ziel S_aO_2: 85–92 %)
  — Atemgastemperatur 37 °C

— Volumenkontrollierte Beatmung (VCV):
  — Atemmodus: CMV bzw. A/C
  — Atemhubvolumen 6–8 ml/kg KG bzw. physiologisches VT und nicht >10 cm H_2O/kg Idealgewicht
  — Inspiratorischer Plateaudruck: $\leq$28 cmH_2O, $\leq$29–32 cmH_2O, wenn Elastance erhöht bei restriktiven Lungenerkrankungen, gemischten Erkrankungen und kongenitalen/chronischen Erkrankungen und $\leq$30 cm H_2O bei obstruktiven Atemwegserkrankungen
  — PEEP 3–5 mbar
  — f (Frequenz): 40–60/min bzw. orientiert an der altersphysiologischen Atemfrequenz (◘ Tab. 30.2)
  — I:E: im Verhältnis 1:1–1:2
  — F_iO_2: nach Bedarf (0,4–1,0); p_aO_2: 60–90 mm Hg, bei Neugeborenen und Säuglingen 70 mm Hg (Ziel S_aO_2: 85–92 %)
  — Atemgastemperatur 37 °C

❯ **Blutgaszielwerte der Beatmung: p_aO_2 60–70 mm Hg und p_aCO_2 35–45 mm Hg; ggf. PHC.**

◻ Tab. 30.2 Einstellung der Beatmungsfrequenz am Beatmungsgerät bei „Normofrequenzbeatmung"	
Alter	Beatmungsfrequenz (min^{-1})
Frühgeborene	35
Reife Neugeborene	30
4 Monate	27
1 Jahr	24
3 Jahre	22
5 Jahre	20
8 Jahre	18
12 Jahre	16
15 Jahre	14

Die Feineinstellung muss unter kontinuierlicher klinischer Beobachtung und Auswertung der Blutgasanalysen (und ggf. weiterer atemmechanischer oder radiologischer Daten) individuell erfolgen. Gegebenenfalls kann dann auch auf eine augmentierende Beatmungsform gewechselt werden.

RDS/ARDS   Die Beatmung von Neugeborenen mit schwerer pulmonaler Erkrankung wie RDS, aber auch älterer Kinder mit ARDS sollte mit eher niedrigen Atemhubvolumina und hohen Frequenzen auf einem ausreichend hohen PEEP-Niveau erfolgen und mit einer F_iO_2, die gerade ausreicht, um die Oxygenierung aufrechtzuerhalten.

30.7 Entwöhnung von der Beatmung

Die Entwöhnung von der Beatmung erfolgt meist über IMV und/oder CPAP (≥ 5 mbar) (Einzelheiten ► Kap. 23), spezifische Kriterien für die Entwöhnung von Kindern fehlen bisher. Der Einsatz von standardisierten Weaningprotokollen bei beatmeten Neugeborenen ist bislang nicht ausreichend untersucht worden (Wielenga et al. 2016).

30.7.1 Vorgehen bei der Entwöhnung

— Erniedrigen der IMV-Frequenz:
  — Bei Kleinkindern bis auf 2–4/min
  — Bei älteren Kindern, bis eine CPAP-Atmung möglich ist
— Danach Reduktion des kontinuierlichen Atemwegsdrucks (CPAP oder PEEP):
  — Bei Kleinkindern auf 2–3 mbar
  — Bei älteren Kindern auf 5 mbar oder weniger

30.7.2 Kriterien für die Extubation

— Ausreichende Schutzreflexe der Atemwege, gesicherte Atemwege
— p_aO_2: >70–80 mm Hg bei einer F_iO_2 von 0,4 oder weniger
— p_aCO_2: im Normbereich
— Unauffälliges Atemmuster ohne Tachypnoe, Einziehungen oder exzessiv gesteigerte Atemarbeit
— Ausreichender Hustenstoß, genügendes Abhusten von Sekreten
— Maximaler Inspirationssog (wenn messbar): >20–30 mbar
— Vitalkapazität beim Schreien >10–15 ml/kg KG

Ist die Entwöhnung nicht möglich, sollte die assistierte Atemunterstützung mit den niedrigst möglichen Drücken und F_iO_2
fortgesetzt werden. Wichtige Gründe für ein Misslingen der
Entwöhnung sind:

— Ungenügender Atemantrieb
— Störungen der Atemmechanik
— Ermüdung der Atemmuskulatur
— Regionale Atelektasen
— Neurologische Störungen, z. B. durch intrakranielle
  Ventrikelblutung bei Frühgeborenen, hypoxische
  Enzephalopathie bei Neugeborenen
— Schlechter Ernährungszustand
— Herzinsuffizienz

30.7.3 Nach der Extubation

Unmittelbar nach der Extubation wird zunächst O_2 zugeführt;
hierbei sollte die Konzentration ca. 10 % über der zuletzt verabreichten Konzentration liegen. Außerdem muss die Atmung
lückenlos überwacht werden.

> ❯ Nach der Extubation muss auf Zeichen der Atemwegs-
> obstruktion und ungenügenden Ventilation geachtet
> werden.

Etwa 15–20 min nach der Extubation sollten die arteriellen
Blutgase kontrolliert werden. Liegen die Werte im Normbereich
kann versuchsweise die inspiratorische O_2-Konzentration reduziert werden. Eine orale Nahrungszufuhr sollte für die nächsten
6–12 h vermieden werden, da der Glottisverschluss beim Schlucken noch beeinträchtigt sein kann.

Weiterführende Literatur

Chowdhury O, Wedderburn CJ, Duffy D, Grennough A (2012) CPAP review. Eur J Pediatr 171:1441–1448

Donn SM, Sinha SK (2012) Manual of neonatal respiratory care, 3. Aufl. Springer, Berlin

Duyndam A, Ista E, Houmes RJ, van Driel B, Reiss I, Tibboel D (2011) Invasive ventilation modes in children: a systematic review and meta-analysis. Crit Care 15:R24

Ethawi YH, Abou Mehrem A, Minski J, Ruth CA, Davis PG (2016) High frequency jet ventilation versus high frequency oscillatory ventilation for pulmonary dysfunction in preterm infants. Cochrane Database Syst Rev 2016(5):CD010548

Greenough A, Rossor TE, Sundaresan A, Murthy V, Milner AD (2016) Synchronized mechanical ventilation for respiratory support in newborn infants. Cochrane Database Syst Rev 9:CD000456

Humberg A, Herting E, Göpel W, Härtel C (2016) Beatmung von Kindern, Neugeborenen und Frühgeborenen. Thieme, Stuttgart

Kneyber MCJ et al (2017) Recommendations for mechanical ventilation of critically ill children from the Paediatric Mechanical Ventilation Consensus Conference (PEMVECC). Intensive Care Med 43(12):1764–1780

Santschi M, Randolph AG, Rimensberger PC, Jouvet P, Pediatric Acute Lung Injury Mechanical Ventilation Investigators, Pediatric Acute Lung Injury and Sepsis Investigators Network, European Society of Paediatric and Neonatal Intensive Care (2013) Mechanical ventilation strategies in children with acute lung injury: a survey on stated practice pattern. Pediatr Crit Care Med 14:e332–e337

Wielenga JM, van den Hoogen A, van Zanten HA, Helder O, Bol B, Blackwood B (2016). Protocolized versus non-protocolized weaning for reducing the duration of invasive mechanical ventilation in newborn infants. Cochrane Database Syst Rev 3:CD011106

Serviceteil

© Springer-Verlag GmbH Deutschland, ein Teil von
Springer Nature 2019
R. Larsen, T. Ziegenfuß, *Pocket Guide Beatmung*,
https://doi.org/10.1007/978-3-662-59657-9

Stichwortverzeichnis

Ihr Bonus als Käufer dieses Buches

Als Käufer dieses Buches können Sie kostenlos das eBook zum Buch nutzen. Sie können es dauerhaft in Ihrem persönlichen, digitalen Bücherregal auf **springer.com** speichern oder auf Ihren PC/Tablet/eReader downloaden.

Gehen Sie bitte wie folgt vor:

1. Gehen Sie zu **springer.com/shop** und suchen Sie das vorliegende Buch (am schnellsten über die Eingabe der eISBN).
2. Legen Sie es in den Warenkorb und klicken Sie dann auf: **zum Einkaufswagen/zur Kasse.**
3. Geben Sie den untenstehenden Coupon ein. In der Bestellübersicht wird damit das eBook mit 0 Euro ausgewiesen, ist also kostenlos für Sie.
4. Gehen Sie weiter **zur Kasse** und schließen den Vorgang ab.
5. Sie können das eBook nun downloaden und auf einem Gerät Ihrer Wahl lesen. Das eBook bleibt dauerhaft in Ihrem digitalen Bücherregal gespeichert.

EBOOK INSIDE

eISBN 978-3-662-59657-9
Ihr persönlicher Coupon 95pFhSKZDdzm6DT

Sollte der Coupon fehlen oder nicht funktionieren, senden Sie uns bitte eine E-Mail mit dem Betreff:
eBook inside an **customerservice@springer.com**.